精神疾患にかかわる人が最初に読む本

著・イラスト原案
西井重超

照林社

はじめに

「精神科の講義や本は難しくてわけがわからない！」

本書は、こんな悩みをもつ精神科医療超初心者に向けて、雑と言われることを承知で、細かい例外はほぼ無視して、基本的なことを非常に簡素に書きました。

医学教育に携わる者の悲しい現状として、教育方法を学ぶ場がないまま教壇に立たされる者が多いという問題があります。その結果、プリントの丸読みか、聞き手を無視した専門用語の羅列、はたまた投影したスライドを読んで終わるだけといった授業が伝統的に続きます。私が医学生のときはこんな授業はちらほらありましたし、今でもあると聞いています。

100人中98番の成績だった劣等生の私は、授業内容を理解することに非常に苦労しました。それを補うために教科書を読むのですが、教科書は教科書で、完璧に過不足なく書かれた分厚い書籍です。ポイントをかいつまんで読もうにも、正直読み切れる気がしませんでした。

そんな私が執筆をするなかでめざしたのは、「正解は厳密に言えばこう」ではなく「大体こんな感じ」ということを伝える、教科書とはまた違った方向の書籍です。本書を手に取った専門家のなかには、あまりにもザックリすぎるという感覚をもたれたり、表現が俗っぽく不適切だと感じられる方もおられるかもしれません。そういう専門家の方とは精神医学の伝えかたが違うにしても、われわれは精神医学の知識をより多くの人に理解していただき、精神医学的な問題をもつ人も含め、すべての人が生きやすい世の中をつくる共通の目的に向かって走っているのだと認識しております。

精神疾患の知識は精神医療に従事する者の範疇を超え、メンタルヘルスという言葉の勢いに乗り、医療の範疇さえ超えるようになりました。医療従事者不足の今、現場で必要とされている知識は完璧で詳細

な知識ではなく、まず実践で使えるレベルの知識だと思います。だからこそ、最初に必要最小限の知識から身に着けてもらうための書籍をつくろうと考えました。ですから例えると、この本はF1レーサーが読む運転技術の本ではなく、これから運転免許を取ろうとする人のための入門書なのです。

　専門家以外の多くの人が精神科患者さんを見て感じることの1つに、「何を考えているのかわからない」があります。本書では、多少考察を交えながら患者さんの感覚に近い表現や、正常な人が感じる感覚に近い表現でお伝えできたらと思い、自らすべてのイラスト原案を描き、多数のイラスト化を行いました。本書が理解しにくい精神疾患への処方箋になることを願っています。

2018年10月

西井 重超

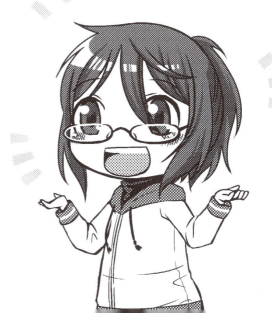

精神疾患にかかわる人、
精神疾患を知りたい人
だれにでも読める本です

CONTENTS

第1章 ナースめぐみさんのある1日 ……1

第2章 精神症状 ……9

精神症状を分類してみると… ……10

知覚の障害 ……12
　錯覚 ……13
　幻覚 ……14
　　幻聴 ……15
　　幻視 ……16
　　体感幻覚 ……17

思考の障害 ……20
　観念奔逸 ……21
　滅裂思考 ……22
　思考制止 ……23
　思考途絶 ……24
　思考化声（考想化声）……25
　迂遠 ……26
　保続 ……27
　支配観念 ……28
　強迫観念 ……29
　作為思考 ……30
　思考吹入 ……31

思考伝播 ……………………………………… 32
妄想 ………………………………………… 33
　妄想気分 …………………………………… 35
　妄想知覚 …………………………………… 36
　妄想着想 …………………………………… 37
　微小妄想 …………………………………… 38
　　心気妄想 ………………………………… 39
　　貧困妄想 ………………………………… 40
　　罪業妄想 ………………………………… 41
　誇大妄想 …………………………………… 42
　被害妄想、関係妄想 ……………………… 44
　　注察妄想 ………………………………… 45
　　被毒妄想 ………………………………… 46
　　追跡妄想 ………………………………… 47
　　嫉妬妄想 ………………………………… 48
　　憑依妄想 ………………………………… 49
　　物理的被害妄想 ………………………… 50

自我意識の障害 ……………………………… 53
　させられ体験（作為体験）………………… 54
　離人症 ……………………………………… 55

感情の障害 …………………………………… 56
　不安 ………………………………………… 57
　多幸 ………………………………………… 58
　感情失禁 …………………………………… 59
　両価性 ……………………………………… 60
　気分倒錯 …………………………………… 61

意欲・行動の障害 …………………………… 63
　ひきこもり ………………………………… 64

無為 ································ 65
　　昏迷 ································ 66
　　緊張病 ······························ 67
　　操作 ································ 69
　　自殺、自傷行為 ···················· 70
　　過食、拒食、異食 ·················· 71
　　性欲亢進・減退、性目標・対象の異常 ········ 72

意識の障害 ···························· 76
　　せん妄 ······························ 77

知能の障害 ···························· 79
　　知的能力障害（知的発達症） ········ 80

記憶の障害 ···························· 81
　　健忘 ································ 82
　　見当識障害 ·························· 83
　　作話 ································ 84

巣症状 ································ 87
　　失語、失認、失行 ·················· 88

第3章 精神疾患 ······91

うつ病 ·································· 92
躁うつ病（双極性障害） ················ 95
統合失調症 ···························· 98
認知症 ································ 101
不安症／不安障害 ···················· 105
適応障害 ······························ 109

神経発達症（発達障害）	110
チック症	115
アルコール使用障害、アルコール依存症	116
睡眠障害	118
摂食障害	122
パーソナリティ障害	125
器質性精神障害、症状精神病	130

第4章 代表的な治療 ……133

環境調整	134
精神療法	135
支持的精神療法	136
精神分析療法	137
認知行動療法	138
集団精神療法	139
心理教育	140
薬物療法	141
抗精神病薬	143
抗うつ薬	146
気分安定薬	147
抗不安薬、睡眠薬	148
電気けいれん療法	150
入院・強制入院	151

COLUMN

大うつ病？ うつ病？ 躁うつ病？ 双極性障害？	97
てんかんについて	131
性の問題（性別違和など）	132
精神科の薬はクセになるといわれる理由	149
心理検査の種類	152

索引 155

本書のイラストに登場する
おもな人物

　本書のイラストに出てくるキャラクターは、それぞれ精神疾患をもっています。精神症状のイラストをみるときは、キャラクターが何の精神疾患をもっていたのかを思い出すと、症状と疾患のつながりを理解できるようになるでしょう。

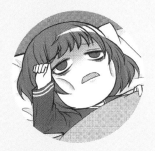

うつ病
[うつびょう]

●保険会社勤務の20歳代後半。国立大学の大学院卒。"どんくさい"のが悩み。

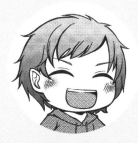

躁うつ病（双極性障害）
[そううつびょう（そうきょくせいしょうがい）]

●大学生。明るい半面、さみしがり屋なところがある。

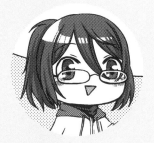

統合失調症
[とうごうしっちょうしょう]

●眼鏡が目印の女の子。リアクションがよいのでよけいに理解してもらえないのが悩み。

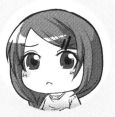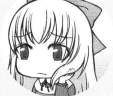

不安症／不安障害
[ふあんしょう／ふあんしょうがい]

●いろんな不安を抱える人たち。不安症の数だけキャラがいる。

めぐみさん、精神科の先生

●本書に出てくる医療従事者。めぐみさんは第1章ではメインキャラだけど、じつはサブキャラ。先生は終始サブキャラ。

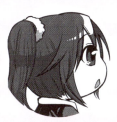 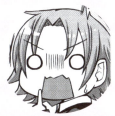

神経発達症（発達障害）
[しんけいはったつしょう（はったつしょうがい）]

●ポニーテールの子が自閉スペクトラム症、ボブの子が注意欠如多動症。2人は病棟クラークとして同じ病院に勤務している。

アルコール依存症
[あるこーるいぞんしょう]

●建築業をしている。普段はそっけないがじつは奥さんを大切に思っている。

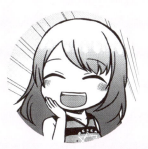 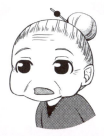

境界性パーソナリティ障害
[きょうかいせいぱーそなりてぃしょうがい]

●20歳代前半。バンドマンの彼氏がいるが、彼氏は振り回されがち。

認知症
[にんちしょう]

●40歳代の娘と同居している80歳代のおばあちゃん。

本書を読みながら症状と対応を考えてみよう

　本書にはところどころに、「症状を考えてみよう」「対応を考えてみよう」というページが出てきます。ここは、事例を読んで、「症状は何か」「基本的な対応はどうしたらいいのか」を考えるコーナーです。解説には、おもな登場人物のキャラクターたちが、自分の経験を語りながらヒントをくれます。

症状と対応を考えてみよう ▶ 知覚の障害

どんな症状か考えてみよう

例1　統合失調症の患者さんが退院後、常に耳栓をし、訪問看護師が来ると外していました。この状況の原因はどれでしょうか。

①思考奪取　②幻視　③幻聴　④思考吹入

幻聴があるとうるさいんだよね。幻聴って頭で理解できるものもあるんだけど、聞こえるものは聞こえるし、やっぱり悪口や暴言が多いから聞きたくない。だから耳栓をしたり、音楽をかけてしまうこともあるんだ。それでも聞こえるんだけど。幻聴があるってバレたらまた先生に言われて薬が増えそうだし、訪問看護の前には耳栓を外すよ

正解　③

　本書で紹介しているアセスメント方法などは、著者が臨床例をもとに展開しています。実践により得られた方法を普遍化すべく努力しておりますが、万一本書の内容によって不測の事故等が起こった場合、著者、出版社はその責を負いかねますことをご了承ください。

[装丁・本文デザイン] 野村義彦（株式会社ライラック）
[DTP] 株式会社ライラック
[本文イラスト] 更科 雫（産業メディカル合同会社）

第1章
ナースめぐみさんのある1日

総合病院の、多様な患者さんが入院する一般病棟で働くナース3年目のめぐみさん。
彼女には、じつはある秘密がありました。

一般病棟で働く
ある看護師の1日

ガンッッッ!!
「だから謝れってんだよ！　私に死ねって言うのかよ！」
病院に響く怒号、精神科の外来からのようです。

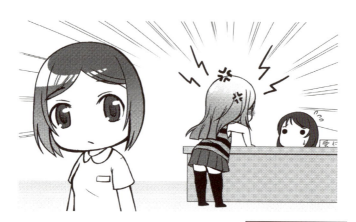

これが何かは P.125 へ

ここは、とある総合病院。朝からたくさんの方が訪れます。
めぐみさんは混合病棟担当の看護師です。
例の患者さんが受付でもめているようです。
精神科の医師が出てきて、なだめています。

めぐみさんは認知症の患者さんをCT室に送っていくところです。
「昨日はよく眠れましたか？」
「気を遣ってくれてありがとうねぇ。あんた新人さんかえ、はじめて見る顔だね。やさしい子だねぇ、ありがとうねぇ」

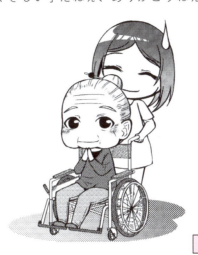

これが何かはP.58へ

　この認知症の患者さんはもう1か月入院しており、何度も顔を合わせているのですが、いつも会話は「はじめまして」から始まります。「ありがとう、ありがとう」と、いつもニコニコしています。めぐみさん以外にもこの患者さんに好意を抱いている看護師もいますが、めぐみさんは知っています。このニコニコが精神症状だってことを。

　今度は、入院中のアルコール性肝障害の患者さんを、心理療法室に送り届けます。本日はデイケアでアルコール依存症の集団精神療法が行われます。肝臓がとても悪いので入院治療が必要なくらいだったのですが、入院を最後の最後まで渋っていたので、病院をこっそり抜け出す可能性があり、送り届ける指示が出されています。
「俺が留守の間、ヨメさんが愛想をつかさないか心配だ」
　もしかして精神症状かな？　心配になっためぐみさんは、あとで医師に報告することにしました。

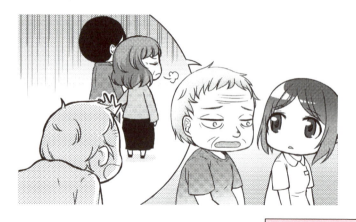

これが何かは P.116 へ

ドンッ！

さっきのアルコール性肝障害の患者さんを心配していたら、患者さんにぶつかってしまいました。

「うぉっ。すんません」

スカートをはいた、ショートカットの高校生の女の子とぶつかってしまいました。

上のほうを見ながらキョロキョロして大股で歩いています。

「もしかして……」と思い、多目的トイレの場所を教えてあげたら、やはり多目的トイレを探していたようでお礼を言って去っていきました。

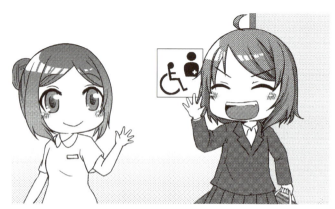

これが何かは P.132 へ

そうこうしていたら、受け持ち患者さんの点滴を交換する時間です。急性腸炎で入院中の患者さんで、統合失調症も患っています。

「看護師さん、それ何の点滴ですか？」

「今、絶食中で食べられない状態なので、水分と栄養を点滴で補っています」

「消毒液じゃないですよね。なんか変なニュースとか続いていて、心配になっちゃって」

「違いますよ、安心してください」

精神症状から生まれる不安も出ているようで、安心して治療を受けてもらえるように、ほかの看護師にもきちんと申し送りをしようと思いました。

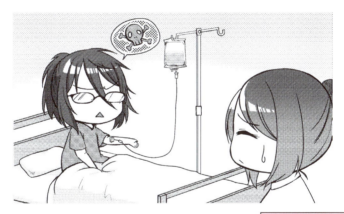

これが何かは P.44 へ

「先生に対して"腐った玉ねぎ"はないよー。すごく落ち込んで医局に戻っちゃったじゃないー（汗）」

「だって、いくら当直明けでも臭いものは臭いわ」

「あの先生、この前の歓迎会であなたのことちょっとほめてたのよ……あっ、言っちゃった」

病棟でおしゃべりしているのは、新しく病棟に来た2人の派遣の病棟クラークさんです。

1人は少しストレートな性格で、裏表はなさそうなのですが空気を読んでコミュニケーションをとるのが苦手なよう。
　もう1人は行動的なのですが、どうもおっちょこちょいで、今回も何やら口を滑らせたようです。
　2人とも悪い人ではないのですが、ちょっとクセがあるみたいです。
「昨日は救急車も多くてバタバタだったみたいですね」
　めぐみさんはそんな2人にもやさしく声をかけて、早く病棟に慣れてもらおうと思っています。

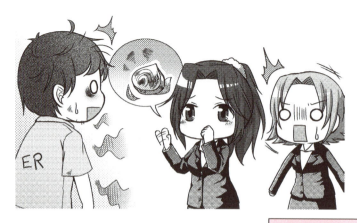

これが何かは P.110 へ

「あのう、私の病気って治るんでしょうか」
　もともと心配性の患者さん、急な入院で気持ちが落ち着かない様子です。
「1週間くらいで退院できると先生がおっしゃっていましたよ」
「がんじゃないんでしょうか」
「だいじょうぶですよ、先生に心配しておられること、お伝えしておきますね」
「薬が効かなかったらと心配です……」
　不安が強くて睡眠状況もよくないみたいです。ナースステーションに何度も来られますが、ほかの看護業務もあるため十分に相手になってあげられず、めぐみさんは申し訳ない気持ちです。

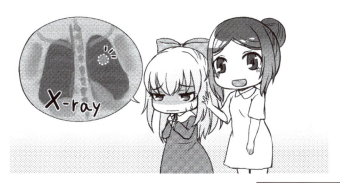

これが何かは P.105 へ

精神科の基本的知識が
他科の医療従事者にとっても大切な理由

　めぐみさんは今では精神科の知識を勉強したうえで病棟看護師として働いていますが、最初は精神科の知識はほとんどありませんでした。看護学校での精神科の授業はよくわからず、おもしろくもなく、関心がもてなかったのです。

　看護師1年目のある日、めぐみさんは末期がんの患者さんの受け持ちをしていました。

　「看護師さん、お茶がほしい」

　めぐみさんは患者さんのお願いを伺ったものの、病棟で急変が起こったため、対応に追われて患者さんのところにお茶を持っていくのが遅くなってしまいました。

　お願いされてから1時間が経っていました。

　お茶を持っていくと、患者さんはベッドのシーツで首を吊っていました。

　「末期がんでうつ状態だったから、お茶とは関係ないよ」
　周囲からはそう言われます。
　しかしめぐみさんは、何か気づいてあげられたのではと悔やまれてしかたがありません。

その気持ちから精神科に興味をもち、どのような精神症状があって、患者さんがどのような状態なのかを勉強しました。

　精神科の勉強をしていくと、めぐみさんはいろんな患者さんとうまく向き合えるようになりました。
　また、うまく付き合えるようになったのは患者さんとだけではありません。病棟クラークさんとの例のように、対応に困るのはじつは患者さんだけではなく、同じ職場で働く者同士、ひいては普段の生活のなかにだってあるのです（そして、こちらのほうがやっかいだったりすることもありますよね）。
　症状と疾患がわかれば、仕事がしやすくなる。
　めぐみさんのように、患者さんと向き合うことができ、仕事がしやすくなるように、あなたにも精神科のエッセンスをお届けします。

第2章 精神症状

精神疾患でみられる症状は、
用語も内容も難しいものがたくさんあります。
ここでは、「あなたがイメージできるように」解説します。
精神症状の正確な把握が、
精神疾患の理解に欠かせません。

精神症状を分類してみると…

精神症状とは、知覚や思考、意欲といった人がもつ精神機能に現れる症状のことをいいます。
症状は、次のように9つに分類されます。例外もかなりありますが、個人的にざっくり3つに分けるとしたら、感覚的な異常、メンタル的な異常、能力的な異常に分かれるかと思います。分類自体はだいたいこんなものがあるのだな、という認識で問題ありません。

感覚的な異常

知覚の障害 P.12
- ▶ 感覚の受け止めかたに異常がある
  - 例 錯覚
- ▶ 存在しない感覚を存在するように受け止める
  - 例 幻覚

メンタル的な異常

思考の障害 P.20
- ▶ 思考の流れや順序がおかしくなる
  - 例 滅裂思考
- ▶ 思考の内容や体験がおかしくなる
  - 例 妄想

自我意識の障害 P.53
- ▶ 自分が自分でないと感じる

感情の障害 P.56	▶ 喜怒哀楽や快・不快などの自我の状態に障害が生じる 　例 不安
意欲・行動の障害 P.63	▶ 生存のための欲動や精神的な欲動に障害が生じる 　例 過食、拒食
意識の障害 P.76	▶ 意識が混濁する ▶ 集中力が低下し、今いる場所がわからなくなったりする ▶ 意識する範囲が狭くなる

能力的な異常

知能の障害 P.79	▶ 生まれつきの知的能力障害 ▶ 認知症 ▶ その他の疾患による障害
記憶の障害 P.81	▶ 覚える・とどめる・思い出す機能に障害が生じる 　例 健忘
巣症状（そう） P.87	▶ 脳が障害された部位によってさまざまな症状が起こる 　例 失語、失認、失行

知覚の障害

　感覚には視覚・聴覚・味覚・嗅覚・触覚など、多様な種類があります。感覚の受け止めかたに異常があったり、存在しない感覚を存在するように受け止めてしまう状態を、知覚の障害といいます。

　知覚の障害の「知覚」は、知覚神経★の「知覚」です。知覚の障害を訴える患者さんに出会ったときは、知覚神経に関与する異常なのか、精神的な問題なのかきちんとみきわめる必要があります。神経学的な異常が隠されているのに「気のせい」と言われ、精神的な問題だと片付けられることがあります。

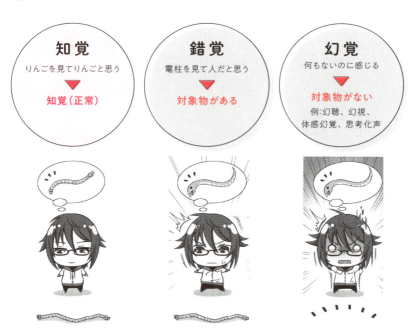

★知覚神経
身体の各部位で得られた感覚を、脊髄を介して脳に伝える神経群。

▶第2章 精神症状：錯覚

知覚の障害

錯 覚
[さっかく]

よくみられるケース 多くの精神疾患でみられる

間違えて知覚してしまう
「見間違いではない、本当に見えたんだ」

　錯覚は、対象物があるものの、それを間違えて知覚することです。

　実際に対象物があることから正常な人の感覚で考えると、見間違いや聞き間違いに近い表現ができるかもしれません。ただし、本人に聞いても「見間違いではない、本当に見えたんだ」と言うこともあります。

　患者さんが感じたことは患者さんのなかでは事実なので、無理に否定する必要はありません。「（私はその場にいなかったのでわかりませんが）そう感じたのですね」と、受け止めることも大切です。

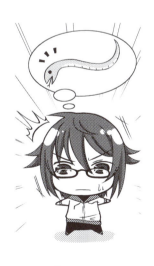

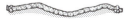

知覚の障害

幻覚
[げんかく]

よくみられるケース 多くの精神疾患でみられる

何もないのに感じてしまう
幻でも患者さんにとっては本当のこと

　幻覚は、何もないのに感じる感覚です。

　何もないところから声が聞こえてきたりするので、聞き間違いというより、空耳という感覚に近いでしょう。ただ、幻覚についても患者さんは「本当に聞こえたんだ」と言います。患者さんにとっては本当に聞こえたのですから、「そんなはずはない」と言えばトラブルになるだけ。「そう聞こえたのですね」と、まずは患者さん本人の話を聞くことが大切です。

　幻覚には幻聴（P.15）、幻視（P.16）、幻臭、幻味など種類があります。幻臭や幻味は被毒妄想（P.46）などにつながりやすいです。どの幻覚に対しても否定はせず、本人の訴えやつらさをまず聞いてあげてください。

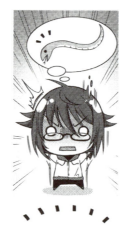

▶第2章 精神症状：幻覚｜幻聴

幻覚の1つ
幻聴 [げんちょう]

よくみられるケース 統合失調症 P.98　ほか多くの精神疾患でみられる

何もないところから聞こえてくるのは
自分を罵倒する言葉ばかり

　日常で出合うなかで一番多い幻覚が、この幻聴です。統合失調症に多いですが、解離性障害というストレスに関連する疾患でも認めます。何もないところから声や音が聞こえてきます。

　患者さんの多くが困るのは、暴言・罵倒・悪口の幻聴です。アイドルの声で「がんばって！」と応援の声が聞こえてきても、日常的にさほど困りませんよね。

　幻聴では、「死ね」「馬鹿」「ブス」「デブ」「みんなお前のことを嫌っているよ」などさまざまな悪口が聞こえてきます。「本当にそれでいいのか？　失敗しないのか？」というような、行動を制限してくる声もあり、不安になって何もできなくなる人がいます。

　幻聴は場所を変えても聞こえてきますし、大音量で音楽をかけたからといって消えるものでもありません。リアルな声が聞こえてくるのですから、気にせずにいられるものでもありません。

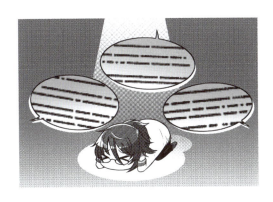

15

幻覚の1つ 幻視 [げんし]

よくみられるケース せん妄 P.77 ／レビー小体型認知症 P.101 ／器質性精神障害 P.130

幻覚の1つで
何もないのにリアルに幻が見える

　マンガの世界では、敵が分身して幻の敵として襲ってくるような表現がありますが、実際のところは幻が見える精神疾患に出合うことはあまりありません。アルコール依存症の人がお酒をやめたときや、重症な入院患者さんにみられるせん妄、認知症の一種のレビー小体型認知症、ほかに頭部外傷や幻覚を惹起する覚せい剤などの薬物が原因としては多いです。統合失調症やうつ病では典型的には幻視はみえません。

　患者さんの感覚としては、マンガと同様に何もないのにリアルに幻が見えています。

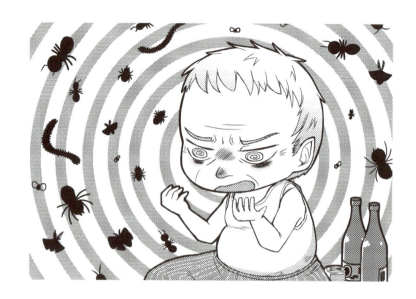

▶第2章 精神症状：幻視｜体感幻覚

幻覚の1つ 体感幻覚［たいかんげんかく］

よくみられるケース 統合失調症 P.98

体に感じる幻覚
「包丁が背中に刺さっている」

　体に感じる幻覚と表現すればわかりやすいでしょう。ある日、「包丁が背中に刺さっています」と言って患者さんが来ました。しかし、背中を見ても包丁は刺さっていません。これが体感幻覚です。

　ほかに、
「体に穴があいています」
「脳が何者かに触られています」
　など多彩な症状を訴えます。本気で包丁が刺さっていると感じているので、否定のしようもありません。本人のつらさを受け止めてあげることが必要になってきます。

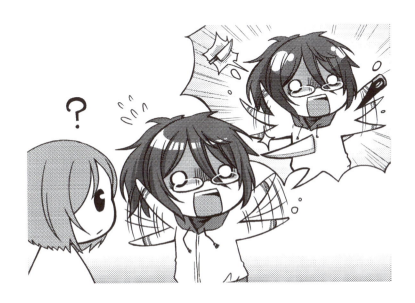

17

症状と対応を考えてみよう ▶ 知覚の障害

どんな症状か考えてみよう

例1 統合失調症の患者さんが退院後、常に耳栓をし、訪問看護師が来ると外していました。この状況の原因はどれでしょうか。

①思考奪取　②幻視　③幻聴　④思考吹入

幻聴があるとうるさいんだよね。幻聴って頭で理解できるものもあるんだけど、聞こえるものは聞こえるし、やっぱり悪口や暴言が多いから聞きたくない。だから耳栓をしたり、音楽をかけてしまうこともあるんだ。それでも聞こえるんだけど。幻聴があるってバレたらまた先生に言われて薬が増えそうだし、訪問看護の前には耳栓を外すよ

正解　③

例2 患者さんが「盗聴器が背中に埋め込まれている」と訴えたため、看護師が背中を確認しました。しかし、背中には何もついておらず、検査を行っても何も認められませんでした。何もないことを告げても患者さんは「盗聴器が背中に埋め込まれている感覚がある」と言います。この症状はどれでしょうか。

①思考化声　②体感幻覚　③被害妄想　④作為体験

体に感じる幻覚を体感幻覚っていうらしいよ。私は、「包丁が刺さっている」以外に、脳が溶けてる感覚に襲われたことがあるなぁ。皮膚がなんかかゆくて虫が止まってる感じがしたから見ても、虫なんていないってことあるでしょ。これは体感幻覚じゃないけど、ちょっと近いかも。ただ、確認して虫がなかったら安心できるけど、体感幻覚は絶対刺さってる感覚がある気がするんだよねぇ

正解　②

[参考] 例1：第93回看護師国家試験午後問題85

対応を考えてみよう

例1 統合失調症で幻聴に苦しむ患者さんへの声かけで、最も適切なのはどれでしょう。

① 「あまり気にしないでください」
② 「どのような声が聞こえてきますか」
③ 「そのような声は聞こえないはずです」
④ 「苦しそうですね、だいじょうぶですか」

まわりの人に聞こえていようがいまいが、私には聞こえるんだからどうしようもないよね。「気にしたらダメ」とか、「そんなの聞こえないですよ」とか、どうせ他人事だから言えるんだろうし、本当の苦しさをわかってくれていない。内容を詳しく聞かせてほしいっていう人もいるけど、口に出すのも怖いこともあるし、言えば言うほどその幻聴を本物と感じてしまって、ぬかるみにはまっていきそう。幻聴や妄想は誰にも伝えられない私だけの苦しい世界。しんどい気持ちをわかってくれるだけでも、とてもありがたい

正解 ④

[参考] 例1：第92回看護師国家試験午前問題147

思考の障害

　思考の流れや順序がおかしくなるのを思考過程の障害、思考の内容や体験がおかしくなるのを思考体験の障害といいます。

　思考の障害が強いと、まともに会話ができない状態になります。軽度の思考障害であれば、病的とは思われずに変な人だと周囲に煙たがられることもあるかもしれません。

　原則は知覚の障害と同様に、きちんと話を聴くことです。余談ですが、患者さんの突飛な発言に対し、何らかの感情が表情に出やすい人は、マスクをつけて会話をしてもいいかもしれません。

思考過程の障害
思考の流れや順序が
おかしくなる

思考体験の障害
思考の内容や体験が
おかしくなる

▶第2章 精神症状：観念奔逸

思考の障害

観念奔逸
[かんねんほんいつ]

よくみられるケース 躁状態（例：躁うつ病）P.95

話題が次々に脱線して
言いたいことにたどり着かない

　観念奔逸は、おもに躁状態でみられる、次々に話が脱線して飛躍していく症状です。部分的に関連性がある話が次々と続いていき、脱線していきます。

　おしゃべりをしていてテンションが上がったときに脱線してしまうことがありますが、それとかなり似ています。

　「この前旅行で温泉に行ってさー。あ、というか旅行っていえばＡちゃんって沖縄好きやんね。今度沖縄に行きたいんだけどいいホテルある？　オーシャンビューのホテルがいいな。高校の修学旅行で、オーシャンビューのホテルに泊まってそっからもう大好きなんだよね。それがさ、高校の修学旅行は朝はよかったんだけど、昼から曇りでね……あれ、俺、何の話してたっけ？」

　「……温泉の話じゃなかったの？」

　こんな感じの会話になります。

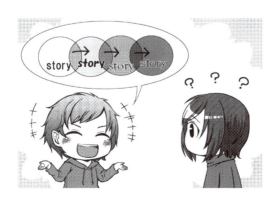

思考の障害

滅裂思考
[めつれつしこう]

よくみられるケース 統合失調症 P.98

おしゃべりの内容が
関連のない話題にどんどん変わる

　滅裂思考は、統合失調症でみられる症状です。観念奔逸は脱線していきますが、滅裂思考は話に関連性がありません。

　極端な例を挙げると、

「今朝はパンを食べたんですが、友だちが学校の先生なんです。いつかはハワイに行ってみたいなぁ」

というような感じです。

　聞いているほうは何を言っているのかわからずイライラすることがあります。しかし、患者さん本人も頭のなかで言いたいことがまとまらなくて、伝えたいことが伝わらず理解してもらえないことから苦痛を感じています。症状が軽い場合を連合弛緩といいます。

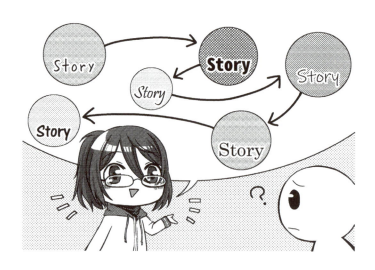

> 第2章 精神症状：滅裂思考｜思考制止

思考の障害

思考制止
[しこうせいし]

よくみられるケース うつ状態（例：うつ病）P.92

本人はアクセル全開のつもりでも
動きも会話も思考も超スローにみえてしまう

　うつ状態でしばしばみられます。うつ病の9つある診断基準の1つでもあります。「制止」という名前がついているのにストップではなく、実際はスローな感じになります。動きもスローになりますし、会話もスローになりますし、頭の回転もスローになります。頭が回っていないのでアイデアも思い浮かびません。

　まわりからするとじれったいのですが、本人はアクセルを全開にしてそのスピードなので、遅くみえてもかなり疲弊しています。人によってはアクセル全開のつもりなので、スピードが落ちている自覚がない人もいます。それゆえ、まわりからみるとトロトロしているようにみえてしまいます。そんなとき、「やる気あるの？」などと言われてしまうと、患者さんは大変へこむことになります。

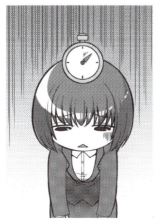
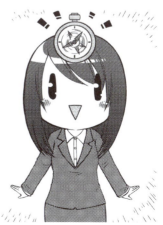

思考途絶

[しこうとぜつ]

思考の障害

よくみられるケース 統合失調症 P.98

突然、考えがストップしてしまう
プツプツ途切れる会話が特徴的

　<mark>考えが急にストップする</mark>という統合失調症の症状です。思考制止（P.23）がスローだとしたら、思考途絶はストップです。近年、統合失調症は軽度な人が多くなってきており、通院レベルの人ではみかけにくい症状かもしれません。

　数秒プッツリ思考が途切れることもありますが、1秒前後プツプツ途切れる人もいます。「えっと……、あの……、その……」というようなプツプツ途切れる話しかたは、聞いているほうはじれったくなりますが、症状の1つなのでいくら正すように伝えても、本人にはコントロールできないのです。

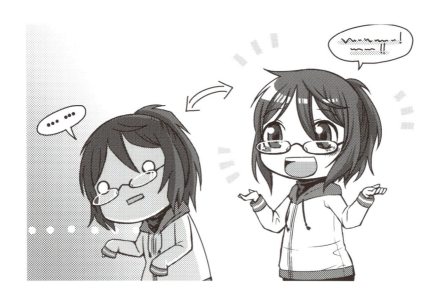

▶第2章 精神症状：思考途絶｜思考化声（考想化声）

思考の障害

思考化声（考想化声）
［しこうかせい（こうそうかせい）］

よくみられるケース 統合失調症 P.98

考えが声になって聞こえると感じるので
怖くて外に出られなくなってしまうことも

　思考化声（考想化声）は、自分の考えが声となって聞こえるため、思考の障害として分類されることも、幻聴（知覚の障害）と分類されることもあります。私の診た患者さんは、自分の考えが声となり人に伝わってしまうと思い、外に出られずにひきこもってしまっていました。

　電車の中で、「あの人すごいイケメンだなぁ」なんて声が漏れたら恥ずかしいですし、バイトの憧れの先輩の前で「先輩、いつも大好きです！」なんて声が出たら翌日からバイトに行けなくなる人もいるでしょう。自分の考えが人に悟られるように思う、恐ろしい症状です。

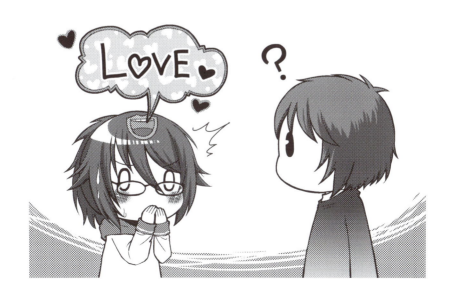

思考の障害

迂遠
[うえん]

よくみられるケース 認知症 P.101／不安症 P.105

言いたいことにはたどり着くものの
とにかく話が長くなる

　一言で言えば、話が回りくどい状態です。話が長いのは観念奔逸（P.21）と似ているかもしれませんが、迂遠は観念奔逸と違い、==最終的には言いたいことにたどり着きます。==

　一般的には、認知症などの脳そのものにダメージがある疾患、いわゆる脳器質性疾患でみられる症状です。正常者でも、高齢者や不安が強い人にみられることがあります。

　例えば、面接などで前の職場を辞めた理由を聞かれるとします。
「がんの父親の介護が理由です」
とシンプルに言えばいいところを、
「父親が64歳で肺がんになってしまい、今入院しているんですよね。前の職場の終業時間が5時で、今入院している病院の面会終了時間も5時なんです。見舞いに行くのに4時に終わらせてくれないかとお願いしたんですが、5時じゃないといけないみたいで、ほかの仕事を探すことにしたんです。4時で終われる仕事を探していたらこの会社を見つけたので面接を受けようと思いました。肺がんの状態もあまりよくないみたいですし、今後の介護のことを考えたら職を考えないといけないですしね」
というような話をしてしまう、これが迂遠です。

　本人に悪気はないのです。ただ、周囲の人は話が長すぎて何を話したいのかわからないので、一緒に仕事をしたり、プライベートで会話するのを避けたがることが多いです。

保続
[ほぞく]

思考の障害

よくみられるケース 認知症 P.101

ひたすら「パンと牛乳」など同じテーマの話をしてしまう

思考が1つのことに集中し、別のテーマに移れないというのが特徴です。これも認知症などの脳そのものにダメージがある疾患、いわゆる脳器質性疾患でみられる症状です。

「今朝は何を食べられましたか？」

「パンと牛乳です」

「では、好きな食べ物は何ですか？」

「パンと牛乳です」

「では、嫌いな食べ物は何ですか？」

「パンと牛乳です」

というふうに、「パンと牛乳」から別のテーマに移れないという症状が認められます。

似たような症状に滞続言語という、前頭側頭型認知症に特にみられやすい症状がありますが、保続のように、最初の話に引っ張られて別のテーマに移れないのではなく、どんな場面でも同じ話をします。例えば、「先生こんにちは、こんにちは、こんにちは」というしゃべりかたになります。そのため、滞続言語は「口を開けばオルゴールのように同じ話が流れる」と例えられます。

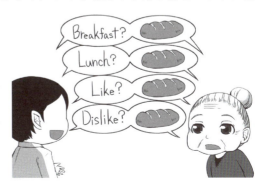

思考の障害

支配観念
[しはいかんねん]

よくみられるケース 不安症 P.105

正常な人にもみられる強い疑念、強い不安
まわりからの指摘である程度、抑制できる

　一般的に用いる言葉で表現するならば、強い疑念、強い不安などに近いと思います。33ページに出てくる「妄想」でも述べますが、妄想が確信としたら、支配観念は疑念です。

　支配観念は正常な人にもみられ、まわりから「その考えはおかしい」と言われると、ある程度抑制できたり納得できたりします。とはいえ、かなり強い感情なので、不安感などは訂正によって完全に消えるかというと、そうでもありません。

「今、彼氏が浮気しているかもしれない」
「いや、男友だちと遊びに行ってるとこを見たよ。だいじょうぶよ」
「言われてみればだいじょうぶよね……」
といったようなイメージをもってもらえるとよいでしょう。

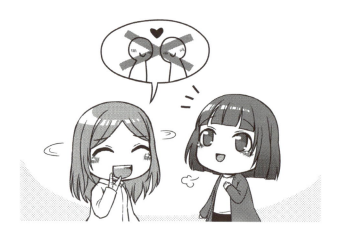

強迫観念
[きょうはくかんねん]

思考の障害

よくみられるケース 強迫性障害 P.105

物事に対する考えや意識が自分でも「おかしい」と感じている

　思い浮かぶ不安などに対し、本人は「この思いはおかしい」と異常であることを感じています。観念（物事に対する考えや意識）に合理性を欠くもの、というのが特徴といわれています。強迫観念によって何か行動をしてしまうことを、強迫行為といいます。頭の中にとどめておけるだけなら、強迫観念です。

　例えば、外出のときに鍵をかけたか気になっている人がいるとしましょう。

　「あれ、私、かけたかな」

　これは誰にでもあることでしょう。

　「かけたのに、気になる。100％絶対にかけたってわかってるのに、なんで私は気になっているのだろう。この思いはおかしい」

　と考えてしまう状態が強迫観念です。考えてしまうだけでなく、帰宅して確かめるといったように行動に移してしまうのが強迫行為になります。

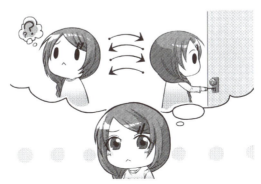

作為思考
[さくいしこう]

思考の障害

よくみられるケース 統合失調症 P.98

他人によって
考えさせられていると感じる

　統合失調症に特徴的な症状です。自分が考えているのではなく、他人によって考えさせられているという思考です。起こっていることは後述するさせられ体験（作為体験、P.54）と同じと考えてかまいませんが、思考の障害としてとらえる場合は、作為思考と呼びます。大事なことは作為思考か作為体験かではなく、"させられる"という感覚が症状として出現するということです。

　作為思考には、下記のようにいくつかの種類があります。
- 思考吹入（すいにゅう）：他人に考えを吹き込まれると感じる（P.31）
- 思考干渉（かんしょう）：考えが他人の支配を受けていると感じる
- 思考伝播（でんぱ）：考えが他人に伝わり、見抜かれていると感じる（P.32）
- 思考察知（さっち）：考えが他人に筒抜けになっていると感じる
- 思考奪取（だっしゅ）：考えが抜き取られると感じる

　教科書によって、思考吹入を考想吹入と表記しているものもありますが、同じものをさします。

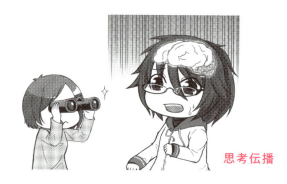

思考伝播

▶第2章 精神症状：作為思考｜思考吹入

作為思考の1つ 思考吹入 [しこうすいにゅう]

よくみられるケース 統合失調症 P.98

他人の考えが自分の頭の中に「吹き込まれる」
妄想とセットになることでトラブルになりがち

　吹入は「すいにゅう」と読みます。他人の考えが頭の中に吹き込まれると感じる症状で、他人の考えが見抜けるといった感覚を抱く人もいます。もちろん見抜けるということはなく、見抜けるような感じがするだけです。

　妄想と同時に思考吹入が出現すれば、

　「あの人は私のことを嫌いだと思っている。嫌いだという考えが私の頭の中に入ってきた」

　という感覚になるでしょう。まわりの人からすれば誤解なわけですが、本人はそう感じてしまっているので当人同士の話し合いで解決しないときもしばしばあります。病院への相談が必要になってくることもしばしばあります。

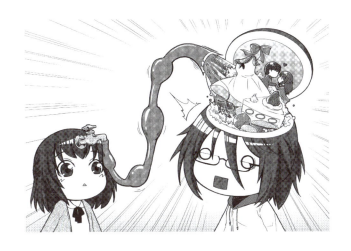

作為思考の1つ # 思考伝播 [しこうでんぱ]

よくみられるケース 統合失調症 P.98

自分の考えがまわりに伝わっていると感じる
本音が隠せないことが恐怖となる状態

　思考伝播は、自分の考えがまわりに伝わってしまい、見抜かれている感じがします。一昔前に、自分の思考が周囲に伝わってしまう病気を描いたマンガがありましたが、イメージとしては近いのかもしれません。

　ある日、患者さんが大慌てで、「どうしよう、先生助けて」と診察に来られました。その患者さんは、テレビでテロ事件についての報道番組を見て、「怖いことするなぁ、バカげたことしなかったらよかったのになぁ」と思ったところ、テロ組織の幹部の顔が画面に映り、「目が合ってしまった。バカって言ったのが伝わった。殺されてしまう」と思ったとのことです。

　ここまで極端ではなくても、人は本音と建て前を使い分けて日々生活しているものです。少し嫌なことがあったり、自分と違う意見があったとしても、嫌とは言わず笑って流すこともたくさんあります。自分の本音が露呈してしまい隠せないことが、本人にとっていかに恐怖であるかということを、周囲は理解する必要があるでしょう。

妄想
[もうそう]

思考の障害

よくみられるケース ▶ 多くの精神疾患でみられる

誤った内容を信じ込み、誰からの訂正も受け付けない
まわりからも否定されるため、本人も苦しい

28ページの支配観念を疑念と例えるなら、妄想は確信です。妄想は、明らかに誤った内容を強く確信しており、訂正不可能な思考のことです。妄想の内容は明らかに不合理なことが多いのですが、本人は本気で信じきっており、おかしいと自覚していません。病気の認識がない、病識に欠けている状態です。

「今、彼氏が浮気しているかもしれない」
「いや、男友だちと遊びに行っているとこを見たよ」
「いや、あれは影武者だよ。絶対浮気をしている」

このように誰からの訂正も受け付けず、妄想の内容を確信しています。

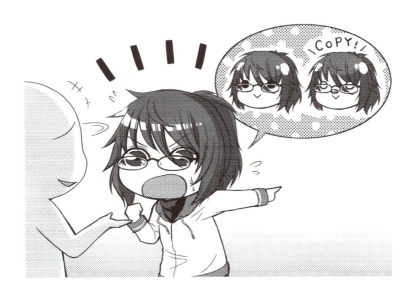

周囲にとっては、やっかいこのうえないかもしれませんが、患者さん本人にとっても大きな苦痛です。なぜなら、いくら不安や悩みを訴えても、大好きな人、大切な親、誰に相談しても「そんなことはない」と否定されるのですから。ですから、否定も肯定もしないのが妄想の対応のポイントといわれ、これは看護師国家試験にも出るくらいです。

　患者さんを知るうえで大切なポイントは、妄想という症状に付随して不安やイライラなど、いろんな感情が生まれることです。

脈絡のない一次妄想
脈絡がわかる二次妄想

　妄想は、成り立ちから、一次妄想と二次妄想に分けられます。

　一次妄想は、何の脈絡もなく発生する妄想です。

「宇宙人が地球を狙っている」

「(昨日早く寝すぎたので) みかんのまゆげが飛んできた」

　など、脈絡がなさすぎてまわりはなぜそのような妄想に至ったのか理解できません。

　一次妄想には、妄想気分（P.35）、妄想知覚（P.36）、妄想着想（P.37）があります。専門的には了解可能かどうかと表現されます。

　二次妄想は「(体がだるいので)私はがんになってしまっている」「(最近、妻にやさしくしてあげていないので) 妻が浮気している」など、状況・感情・性格に反応して発生する、妄想が発生した脈絡がわかる妄想です。

一次妄想 妄想気分 [もうそうきぶん]

よくみられるケース 統合失調症 P.98

根拠のない、不気味な恐怖感
それが悪化すると世界が終わると感じてしまう

　妄想気分は、理由がないのに不気味な感じがして、不安や恐怖感を抱きます。こういった一次妄想は、感覚的に正常な人には伝えにくいものです。例えば、こんな状況を思い浮かべてみてください。夏の心霊番組などで、廃墟に入ったレポーターが、

　「建物内はとても嫌な空気です。重い、のどが詰まるような、なんともいえない重圧感を感じます」

　といったレポートをすることがあります。実際には廃墟に入ったからといって、別に地球上の重力が変わるわけではありません。

　患者さんが感じている感覚は再現しにくいため少し違うかもしれませんが、このレポーターの感覚を思い浮かべると、根拠のない不気味な恐怖感を理解しやすくなるのではないでしょうか。

　妄想気分が悪化すると、恐怖でなにもかもが終わりであると感じる世界没落体験をします。

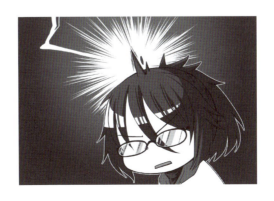

妄想知覚 [もうそうちかく]

一次妄想

よくみられるケース　統合失調症 P.98

知覚されたものに対し、直感的に独特の異様な意味づけをする

　知覚が妄想を引き起こすので妄想知覚といいます。つまり、聞こえたり、見えたり、触れたりした感覚が何の脈絡もない妄想を引き起こす引き金になるということです。

　例えば、患者さんがニワトリの鳴き声「コケコッコー！」を聞いて（聴覚）、「銃で撃たれる合図だ！　伏せないと！」と慌てる、というのが妄想知覚では起こります。

　「3番目にこのドアを通った人が女性だったので（視覚）、私はテレビ局から出演依頼がくるんです」というのも妄想知覚です。知覚に対してまったく脈絡のない意味不明な妄想が起こります。

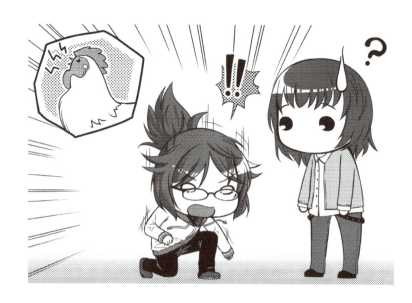

妄想着想 [もうそうちゃくそう]

一次妄想

よくみられるケース 統合失調症 P.98

ある思いが突然浮かび、妄想が急にひらめく

　前のページで紹介した妄想知覚が「コケコッコー！」というニワトリの鳴き声を聞いて起こるものであるのに対し、妄想着想は何もないのに突然、妄想が起こります。

　急に、「銃で撃たれる！　伏せないと！」などと言い出すのです。着想という言葉は医学用語ではなく、一般にも使われる用語です。わかりやすく言えば、ひらめくということです。つまり妄想が急にひらめくのです。

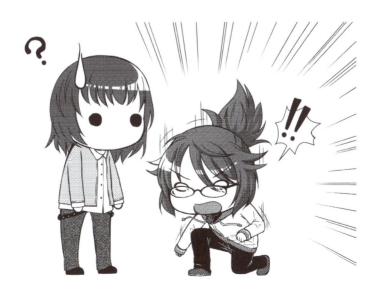

| 妄想の1つ | 微小妄想 ［びしょうもうそう］ |

よくみられるケース うつ病 P.92

自分をマイナス評価してしまう
マイナス評価するポイントに特徴がある

　うつ状態では、自分を過小評価してしまう微小妄想が起こります。自分をとことんマイナス評価してしまうのです。

　うつ病の診断基準に、自分をちっぽけに思ったり、ダメ人間だと思う罪責感というものがありますが、それに共通する心理状況で、妄想化した重篤なものです。

　微小妄想には、3大微小妄想と呼ばれるものがあります。

心気妄想（P.39）

　自分の健康状態をマイナス評価してしまいます。

貧困妄想（P.40）

　自分の財産状況をマイナス評価してしまいます。

罪業妄想（P.41）

　自分の社会的価値をマイナス評価してしまいます。

　妄想なので、本人に「そんなことないですよ」と声をかけても訂正できず、「私はダメなんだ」と言って頑（かたく）なです。頑なで聞く耳をもたない状態ですが、本人に安心を与えてあげる声かけは重要になってきます。

微小妄想

心気妄想
[しんきもうそう]

自分の健康状態をマイナス評価する
「自分は健康ではない、むしろ病気だ」

　心気妄想では、自分の健康状態をマイナス評価してしまいます。つまり、自分を重い病気だと思ってしまいます。自分をがんだと思ってしまうがん妄想も心気妄想の1つです。

　「私は健康ではありません」
　　　↓
　「健康ではないというか、むしろ病気です」
　　　↓
　「病気というか、重病で不治の病なんです」

　というふうに自分の健康状態をマイナス評価していきます。
　心気という言葉は、心気症という病気でも使われています。心気症はささいな異常感覚を重病と考えてしまう病気で、例えばちょっとした頭痛でも、脳に悪性腫瘍ができているのではと思ってしまいます。治らない病気ならいっそ……と、自殺を考える人もいます。

> 微小妄想

貧困妄想
[ひんこんもうそう]

自分の所持金を過小評価する
「自分にはお金がない、むしろ借金がある」

　貧困妄想では、自分の持っているお金に対して過小評価をしてしまいます。つまり、貧乏でお金がないと思ってしまいます。

「私はお金をほとんど持っていません」
　　↓
「持っていないというか、借金まであります」
　　↓
「借金取りに追われていて、破産寸前です」

　というふうに、自分の財産状況をマイナス評価してしまいます。
　あまりにも患者さんのうつ状態が重くて、家族と一緒に患者さんに入院を勧めても、「入院するお金なんてどこにあるんだ、家が大変になるだろう」と入院を拒否する発言が聞かれる場合もあります。
　ほかの微小妄想と同様に、借金苦から自殺をしてしまおうといった考えをする人もいるので注意が必要です。

微小妄想

罪業妄想
[ざいごうもうそう]

自分の社会的価値をマイナス評価する
「自分の価値は小さい、むしろ存在が社会に迷惑」

　罪業は「ざいごう」と読みます。罪業妄想では、自分の社会的価値をマイナス評価してしまいます。つまり、自分のことを社会の中で不要なものと考えてしまいます。

　「自分の社会の中での価値はちっぽけです」
　　　↓
　「ちっぽけというよりむしろ、社会では役立たずです。自分がいたら社会にとって迷惑です」
　　　↓
　「迷惑はおろか、存在するだけで罪です。社会にとって悪なので刑務所に入ったほうがいいのです」

　というふうに思ってしまいます。重度になると、しょっちゅう、「すいません、私を逮捕してください」と言って警察署に行き、何も悪いことをしていないのだから逮捕できないと追い返されてしまうことすらあります。
　自分がいては迷惑だと考え、自殺を考えてしまう人もいます。

妄想の1つ ## 誇大妄想 [こだいもうそう]

よくみられるケース 躁うつ病 P.95

自分を過大評価し
神、戦国武将などすごい人間だと思い込む

　自分を過大評価してしまい、自分はすごい人間で、何でもできると思ってしまう妄想です。おもに躁状態でみられます。

　誇大妄想は、躁うつ病で出現することが多いですが、統合失調症などほかの精神疾患でみられることもあります。自分をすごい人間だと思うので、偉そうな態度をとったり、まわりに対して攻撃的になることもあります。

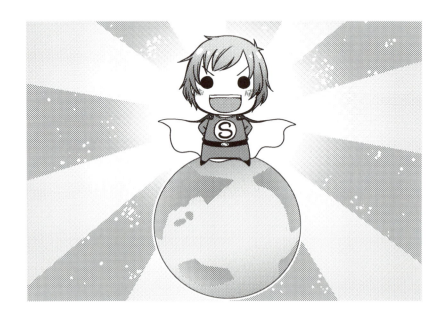

誇大妄想には、次のような種類があります。

健康妄想

自分の健康面・身体面を過大評価するあまり、「自分は病気になるはずがない」「自分は無敵です」というようになってしまいます。

宗教妄想

自分を神や教祖など、宗教的に重要な人物やあがめられる人物だと思ってしまいます。

血統妄想

自分を皇族や戦国武将など、高貴な人や偉人の子孫・血族だと思ってしまいます。

基本はヨイショしておだてながら対応することになりますが、自分が一番偉いと思っているのでなかなか動いてくれないときもあります。

統合失調症の妄想のほとんどは継続しますが、躁うつ病の躁状態では数週間しか続かず、妄想も一過性です。例えば、自分を教祖だと思ったりしても、宗教を実際に起こしたりする前に気分が落ち着くので、宗教を起こすことはあまりないと考えられます。

妄想の1つ
被害妄想、関係妄想
［ひがいもうそう、かんけいもうそう］

よくみられるケース 統合失調症 P.98／アルコール依存症 P.116

起こったできごとをなんでも自分に関係があると思う

　あわせて「被害関係妄想」という表現もしますし、個々に「被害妄想」「関係妄想」と表現することもあります。==起こったできごとに対して自分に関係があると感じてしまったり、自分を攻撃しているという意味で受け取ってしまう==ことがあります。

　二次妄想（P.34）として、アルコール依存症の人が、アルコールが原因で性的不能になったことをきっかけに、「妻が浮気をしているかもしれない」という嫉妬妄想を言い出すことがあります。

　また、一次妄想の妄想知覚（P.36）のような形として、「あの人がペンを落としたのは、私を威嚇しているんだ」などと訴える患者さんもいます。一次妄想としての訴えは、統合失調症の人に多くみられます。

　被害・関係妄想にはたくさんの種類がありますが、本書では代表的なものを紹介します。

- 注察妄想（P.45）：監視されていると思う
- 被毒妄想（P.46）：毒が盛られていると思う
- 追跡妄想（P.47）：後をつけられていると思う
- 嫉妬妄想（P.48）：浮気されていると思う
- 憑依妄想（P.49）：何かに取り憑かれていると思う
- 物理的被害妄想（P.50）：電波のようなものに攻撃されていると思う

> 第2章 精神症状：被害妄想、関係妄想｜注察妄想

被害関係妄想

注察妄想
[ちゅうさつもうそう]

見ず知らずの人、警察、宇宙人——
さまざまな人に監視されていると思う

　注察妄想は、注意して観察されている、つまり自分が監視されていると思ってしまう妄想です。不特定多数の人に見られている、警察に見張られている、ヤクザに監視されている、宇宙人に監視されているなど、さまざまです。ときには、お風呂やトイレでも見られていると感じます。

　「警察に見張られているくらいなら、危害は加えられないのだからいいじゃないか」と思う人もいるかもしれません。しかし、バイクや自動車を運転する人なら想像できるかと思いますが、患者さんにとっては24時間ずっと自分の後ろをパトカーがついてくるようなものです。生きることが窮屈になって「死んだほうがましだ」と言う人もいるくらいです。

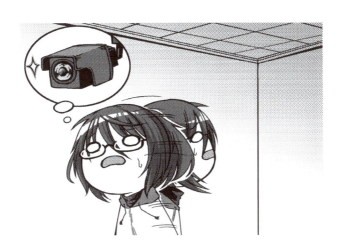

被害関係妄想

被毒妄想
[ひどくもうそう]

食べ物や飲み物に毒が盛られていると思う
服薬できない原因にもなる

　被毒妄想は、飲食物に毒が入れられていると思う妄想です。食事に毒が盛られていると思ってご飯を食べられない人もいますし、薬に毒が盛られていると思って内服薬を飲めない人もいます。

　ほかの被害妄想とあわさることもあり、「家族が私の命を狙っている。食事に毒が入れられている」というような訴えをする場合もあります。「毒が入っている」とは言わなくても、まったく食べないといった行動の背景に被毒妄想が隠れていることがあったりします。統合失調症のほかに、認知症でも認められます。

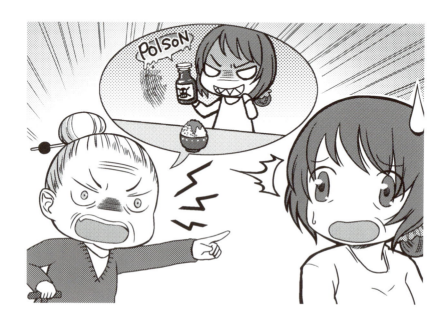

被害関係妄想

追跡妄想
[ついせきもうそう]

自分の後をつけられていると思う
注察妄想に似たような妄想

　追跡妄想は、自分の後をつけられていると思ってしまう妄想で、注察妄想と似ています。「監視されています、後をつけられてるんです」とセットで言う人もいます。誰かに後をつけられているなんて、怖くて外出もできなくなってしまいますよね。命を狙われていると思う人もいるでしょう。

　正常な人からすれば、外で会う約束をしていたにもかかわらず、「後をつけられているから、今日は外に出られない」なんて言われても、まったく理解ができないかもしれません。

　妄想は、妄想のためにイライラしたり、不安になったりと、いろいろな感情が生まれると前述しました。妄想のために家にひきこもってしまう人も少なくないのです。

> 被害関係妄想

嫉妬妄想
[しっともうそう]

パートナーが浮気していると思う
怒りや敵意を伴うことも多い

　嫉妬妄想は、パートナーが浮気をしていると思う妄想です。男女差があるかどうかははっきりしておらず、文化や疾患によって異なる可能性があります。

　アルコール依存症の人が、アルコールによる性機能低下が原因でパートナーに嫌われているのでは、浮気されているのではと思うようになる二次妄想（P.34）が典型例です。

　ただ、統合失調症などでもみられます。私の経験上、ほかの被害妄想は不安や恐怖を抱くことがしばしばある一方で、嫉妬妄想は怒りや敵意を抱く人が多い気がします。

　嫉妬妄想自体は消すことが難しくても、第三者が話を聞くなどして一時的に落ち着くことはよくあります。逆に当事者同士が、「やった」「やってない」と口論したところで本人は確信しているため、誤解が解けることは基本的にありません。

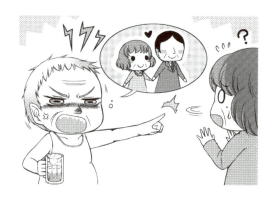

被害関係妄想

憑依妄想
[ひょういもうそう]

神仏、悪魔、霊、動物など
さまざまなものが取りついたように感じる

　憑依妄想は、何かが乗り移ってきたり、何かに取りつかれていると思う妄想です。何者かにあやつられるなどして行動させられていると訴える「させられ体験」（P.54）と合わせて出現する場合もあります。

　取りついてくるものは神仏、悪魔、霊、動物などさまざまです。取りつかれても特に悪さはしてこないと言う人もいれば、何か悪さをしてくると言う人もいます。

　霊が取りついているなどと言われても、周囲はまったく理解できないとは思いますが、ほかの妄想同様に否定はせず、困っている心情を察することが大切です。

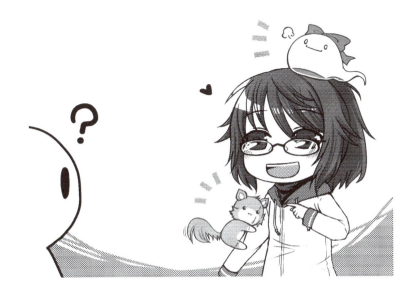

被害関係妄想

物理的被害妄想
［ぶつりてきひがいもうそう］

電波のようなもので攻撃されていると感じる
妄想が幻覚を引き起こすことも

　物理的被害妄想は、電波のようなもので攻撃されたり、いたぶられているという妄想です。教科書の記述でも私の経験からも電波という表現が多いですが、人によっては電磁波など、いずれにせよ電波のようなものによる妄想を訴える人がいます。

　電波自体が目に見えないものなので、患者さんごとに違うだけなのかもしれません。「電波のせいで体のあちこちに穴があいている」というように、体感幻覚（P.17）と合わせて出現する場合もあります。厳密に分ける必要はありませんが「物理的に攻撃されている」のが物理的被害妄想、「（攻撃されて）痛い」のが体感幻覚です。

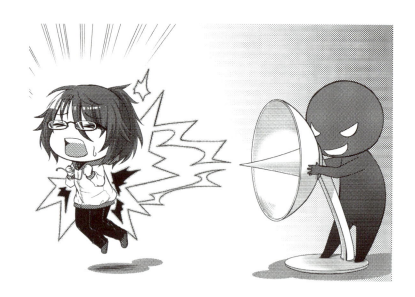

症状と対応を考えてみよう ▶ 思考の障害

どんな症状か考えてみよう

例1 Aさんは、歩道を歩いている途中で立ち止まってしまい、「ブロックの継ぎ目を踏んではいけないという考えが、頭のなかで繰り返され動けない」と言います。Aさんの症状はどれでしょう。

①連合弛緩　②観念奔逸　③思考途絶　④強迫観念

自分のなかでおかしいことであって意味がないってわかっているのですが、気になってしまうのですよね。これが強迫観念というものらしいです。私は、強迫性障害という病気といわれ、SSRIという抗うつ薬を出してもらい、以前よりかなり改善しました。「考えたらダメ」と家族に言われたものの、考えてしまうものは考えてしまうし、自分でもどうにもならなくてとてもつらかったです

正解　④

例2 うつ病の患者さんが、「自分は重大な過ちでみんなに迷惑をかけてしまいました。死んでおわびします」という妄想を訴えました。この患者さんにみられるのはどれでしょう。

①罪業妄想　②心気妄想　③追跡妄想　④被毒妄想　⑤貧困妄想

わかります、「自分ってダメな人間だなぁ」っていうのがいくところまでいった感じですよね。一般社会にいるだけで迷惑をかけてしまい、自分の存在自体が罪みたいに思ってしまうから、「もういっそ」って考えてしまうみたいな。私の場合は、どちらかというと動けなくなってしまって、ちょっと動けるようになったあたりで「ようやく死ねる」と言ったら、家族に病院に連れていかれてしまいました

正解　①

［参考］例1: 第96回看護師国家試験午前問題143
　　　　例2: 第105回看護師国家試験午前問題78

対応を考えてみよう

35歳の男性Aさんは、統合失調症で被害妄想が悪化し、入院しています。入院後2か月、精神状態は安定してきましたが、看護師であるあなたに「どうして自分だけが薬のことばかり言われるのか。薬はもう飲まない。あなたが私を悪くしている」と被害妄想的な発言をするようになりました。あなたの最初の対応で最も適切なのはどれでしょう。

① 「主治医に報告します」
② 「薬はきちんと飲んでください」
③ 「薬を飲んだか確認させてください」
④ 「薬を飲むと具合が悪くなるのですか」

薬を飲まないといけないっていうのは、先生や看護師さんからうるさいほど言われるんだよね。でも、自分では納得いかないまま飲み続けるのってホント大変。いろんな悩みをまず「どうしたの」ってちゃんと聞いてくれる看護師さんはありがたいよね。統合失調症の薬である抗精神病薬って<mark>依存性がないこともあって、飲まなくなってしまうことが多いんだって。</mark>安定剤(抗不安薬)みたいに依存性があったらやめたくなくなるのかな。以前、抗精神病薬はこっそり飲まずに安定剤だけ飲んでたら、「また悪くなったらどうするの」って先生に怒られちゃったよ(笑)

正解 ④

[参考] 例1: 第103回看護師国家試験追加試験午後問題112

自我意識の障害

　私たちは常に自ら考え、自ら感じ、自ら行動しています。自分をどのように意識しているかという、自己に対する意識を自我意識といいます。

　自己を認識する様式は次の4つがあります。

① 能動性
自分自身がやっている
という意識

② 単一性
自分は自分一人であり、
ほかに同一のものは
ないという意識

③ 同一性
以前の自分も現在の自分も
同一であるという意識

④ 境界性
自分と他人や外界は別物で
あるという意識

　自我意識が障害されると、自分が自分でない、周囲に生き生きした現実感がなくなったと自覚されます。

自我意識の障害

させられ体験（作為体験）
[させられたいけん（さくいたいけん）]

よくみられるケース 統合失調症 P.98

自分でない者にあやつられるように感じる
わざとかどうかは見分けにくい

　誰か自分でない者が自分を動かす、つまり行動させられてしまうと感じるのが、させられ体験です。先ほどお伝えした自己を認識する様式の1つの、自分自身がやっている意識、つまり能動性が障害されることで起こります。

　患者さんと話していたときに、急に患者さんが出口の方向に歩いていったことがあります。

「話の途中だったのに、どうしたのですか？」

と私が尋ねました。患者さんは、

「なんか勝手に動かされた。私はどこかに行こうなんて思ってないのに」

と言いました。

　話の途中でどこかへ行ってしまうなんて、させられ体験という症状を知らない人には失礼に感じられるかもしれませんが、病気の症状であり、本人がわざとやっているわけではありません。させられ体験がわざとやっているかどうかは、本人に聞く以外、ほかの人からは見分けはつかないでしょう。こういう症状があることを知っているだけでも、突拍子もない行動に驚かなくてすむかもしれないですね。

　じつは、作為思考（P.30）と作為体験は同じものといっても問題ないのです。実際に起こる行動は同じなのですが、思考の障害とみるか、能動性の障害とみるかで呼ばれかたが変わってくるという、もはや超専門家以外、誰にも得にならないような現象が精神医学の世界で放置されています。

第2章 精神症状：させられ体験（作為体験）｜離人症

自我意識の障害

離人症
[りじんしょう]

よくみられるケース うつ状態（例：うつ病）P.92

現実感がなくなり、世界が白黒に見える
まるでテレビ画面越しに自分をみているかのよう

　離人症は、自分の体が自分自身のものではないように感じられます。患者さんの多くはよく、現実感がなくなるという表現をされますが、正常な人にとってはピンとこないかもしれません。

　現実感がなくなるという感覚は、周囲が生き生きと感じられなくなって、白黒に見えるような感覚に近いようです。自分自身を少し離れたところから見ている感じや、自分自身をテレビ画面越しに見ているような感じがすると言う人もいます。イメージ的にはマンガのワンシーンにあるような、幽体離脱して自分の体を見下ろしているような感覚を話される患者さんもいました。

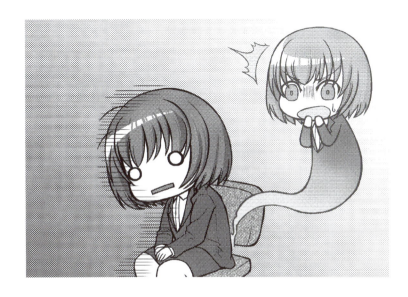

感情の障害

　感情とは、喜怒哀楽や快・不快を表す自我の状態で、情動や気分は感情の下位概念といわれています。情動は英語ではemotion(エモーション)。情動は外的刺激に対して誘発された一時的な感情の変化です。気分はmood(ムード)。比較的長く持続するものです。

　うつ病や躁うつ病を気分障害というのは、長期間にわたり気分の落ち込みや高揚が継続する疾患だからです。例えば、うつ病の診断基準にも「抑うつ気分などが2週間の間存在する」ことがいわれています。

　一方で、1日のうちで感情がころころ変わり、喜怒哀楽が激しい人は気分障害とはいいません。情動の変化が激しい人、俗にいう「気分屋さん」です。

　ここでいう気分屋さんの気分とは、どちらかといえば情動のこと。一般社会だけではなく、医療現場でも実際には感情の障害の用語は厳密に区別されていないこともしばしばで、それほど気にする必要はないといわれています。

▶第2章 精神症状：不安

感情の障害

不安
[ふあん]

よくみられるケース 多くの精神疾患でみられる

形にできない"ぼんやり"としたものに抱く不快な感情
イライラも不安のサインの１つ

　不安とは、対象のない漠然としたものに抱く不快な感情です。将来といった、ぼんやりとしてあいまいな形にできないものには不安という言葉を使い、ライオンやムカデなどはっきりとした対象には恐怖という言葉を使います。

　不安は日常的に使う言葉ですが、不安に伴って出てくるほかの症状が重要になってきます。

　人は不安を抱いたとき、イライラしたり、眠れなくなったり、集中力が落ちたり、疲れやすくなったりします。これらの症状は全般性不安障害（P.106）の診断基準でもあります。つまり、暗い表情をして悩んでいるだけが不安のサインではないのです。イライラしている人を見たら近寄りたくないのが心情ですが、「どうしたの？」と声をかけてあげることが大切なことも多いのです。

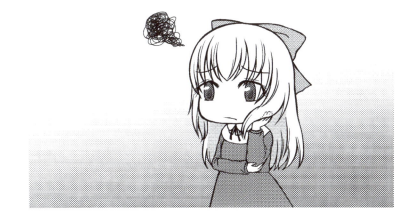

57

感情の障害

多幸
[たこう]

よくみられるケース アルツハイマー型認知症 P.101

理由がないのに、ニコニコしている"病的に"うれしい気分

　アルツハイマー型認知症（P.101）の代表的な症状の1つで、病的にうれしい気分を認めます。理由がなくてもニコニコしていたりします。

　今日の日付を聞くと、

「あら、先生ったら。急にそんなこと聞くなんて意地悪ね。いつもは新聞を読んでるから覚えてるんだけどねぇ、ふふふふ（笑）」

　なんて感じの会話になるわけです。

　精神疾患の人ではありませんが、イメージとしては、旅先で出会った人にインタビューするようなテレビ番組で何を話しても「あっはっはっは、東京のテレビだって？　びっくりするねぇ、あっはっはっは」と笑う人がときどき出てきますが、そういった状態に近いのかもしれません。

　高齢者を介護する人のなかには、高齢者のことを「かわいい」と言ってしまう人がいますが、もしかしたら多幸で常にニコニコしている人を見て癒やされるからなのかもしれません。

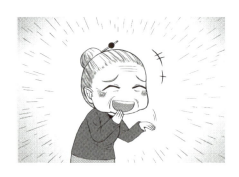

> 第2章 精神症状：多幸｜感情失禁

感情の障害

感情失禁
[かんじょうしっきん]

よくみられるケース 血管性認知症 P.101

ちょっとしたことで
泣いたり、笑ったりしてしまう

　こちらは血管性認知症でみられる症状です。わずかな刺激で泣いたり、笑ったり、怒ったりする症状です。経験的には、ちょっと昔話をしただけで泣かれることが多い気がします。

「年をとるとつい涙もろくなって……」

　これは多くの人が経験することだと思いますが、高齢の人が急に涙もろくなったら脳血管障害があるサインかもしれませんね。

　失禁とは一般的におもらしのことをいいますが、涙を流すことから失禁と名前がついています。

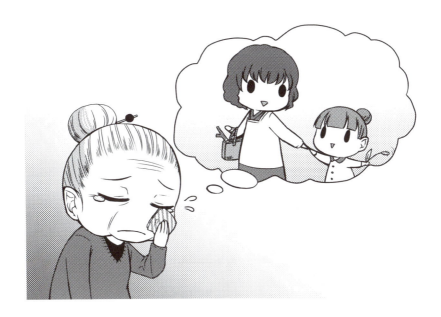

感情の障害

両価性
[りょうかせい]

よくみられるケース 統合失調症 P.98 ／パーソナリティ障害 P.125

愛情と憎しみといった
相反する感情を同時に感じる

　両価性（アンビバレンス）とは、1つの物事に対して、同時に相反する2つの感情を抱くことです。例えば、愛情と憎しみが同時に存在することです。

　統合失調症でよく認められる症状ですが、正常な人の心理でも認められます。「さみしいけれど1人にしておいてほしい」「逃げたいけれど立ち向かいたい」という感情も、一種の両価性といえます。

　両価性を感じている本人もどうしたらいいか、どちらの感情が大事なのかわからなくなるときがあります。その結果、大きなストレスを感じたり、悩んで行動できなくなる人もいます。

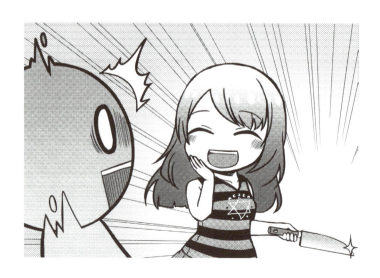

60

> ▶第2章 精神症状：両価性｜気分倒錯

感情の障害

気分倒錯
[きぶんとうさく]

よくみられるケース 統合失調症 P.98

場や体験にふさわしくない情動を示す
それゆえまわりからは誤解されてしまいがち

　気分倒錯は、統合失調症で認められます。お葬式でニコニコしている、楽しい場で悲しい表情をするなど、体験内容に対してふさわしくない情動を示してしまいます。つらい状況でも笑ってしまうなど、自分の感情を伝えることができません。

　気分倒錯は、泣きたいときに泣けず、間違った感情が出てきます。「えーん（涙）」と感情を出したいのに、「あはは（笑）」になってしまうのです。自分の感情を周囲に伝えられず、つらかったり、困っていることをわかってもらえません。「なんだか思ったよりも元気そうだから放っておいてもだいじょうぶだな」と誤解されたり、「こんなときに笑うなんてひどいやつだ」と評価されたりしてしまう、周囲とのコミュニケーションがうまくとれなくなる症状です。

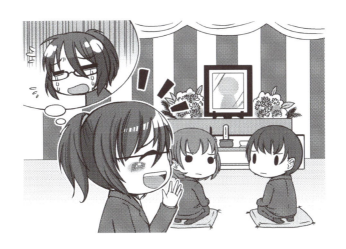

症状を考えてみよう ▶ 感情の障害

例1 Aさんは、特定の相手に対して「とても尊敬しています」と過度に好意を示すこともあれば、「あなたは最低だ。嫌い」と嫌悪感を同時に訴えることもあります。Aさんに現れている現象はどれでしょう。

①否認
②逆転移
③両価性
④気分倒錯

両価性（アンビバレンス）は、相反する感情を同一のものに、同時に抱くものなんだって。ちなみにアンビバレンスといういいかたはドイツ語よ。「あるときは好き、あるときは嫌い」とか、「同じもののここは好き、ここは嫌い」というのはただの好き嫌いであって両価性じゃないみたい。私がよく言う「死にたい、ほっといて。私なんてどうでもいいけど、かまって」っていうのが両価性。よく私がメールしちゃう「今から死にます、私を探さないでください」って、かまってほしいけど放っておいてほしいから送るんだ……。
両価性は普通の人にもある心理みたいなんだけど、激しすぎたり、ほかの症状と一緒に出てきてしまって、他人とうまくいかなくなるから問題になっちゃうんだよね

正解 ③

[参考] 例1：第102回看護師国家試験午前問題52

意欲・行動の障害

　意欲は、生存のための欲動と精神的な欲動に分かれます。「食べたい」「子孫を残したい」などが生存のための欲動です。精神的な欲動は、「裕福な暮らしをしたい」「美しくなりたい」などです。欲動に関しては諸説あるようですが、意欲は行動につながります。そのため意欲の障害は、行動の障害と一括されることがあります。

　休職中に、本人や配偶者が妊娠をして非難される場合があります。食欲と同じく生存のための欲動と考えたら、生物としての基本的な意欲行動に基づいての結果なので、おかしな非難であるかと考えられなくはないでしょうか。

生存のための欲動
例：食べたい、子孫を残したい

精神的な欲動
例：裕福な暮らしをしたい、美しくなりたい

意欲・行動の障害

ひきこもり
[ひ き こ も り]

よくみられるケース 多くの精神疾患でみられる

程度の差はあるが自宅にひきこもる状態
多くの精神障害でも現れうる

　ひきこもりは、「仕事や学校に行かず、かつ家族以外の人との交流をほとんどせずに、6か月以上続けて自宅にひきこもっている状態」（厚生労働省）と定義されています。

　ひきこもりのなかには、精神疾患をもった人がいます。一般的には自閉症のイメージがあるかもしれませんが、自閉症に限ったことではなく、極端に言えば、どの精神障害で出現してもおかしくありません。代表的なものでは、統合失調症、うつ病、躁うつ病、社交不安障害（いわゆる対人恐怖症）などです。周囲に対する関心が薄れ、自分の殻に閉じこもるようになった状態を自閉といいます。

　ひきこもりも人によって差があり、家の中では普通に過ごし、お気に入りのマンガを買いに行くときだけ家を出るような人もいますし、自室に閉じ込もり、家族ですら数年顔を合わせたことがないという人もいます。おなかがすいたらドアや床をドンドンと2回蹴るなど、何かしらの合図で家族に意思表示をして過ごしている人もいるようです。

無為
[むい]

意欲・行動の障害

よくみられるケース 統合失調症 P.98

意欲がなく、何もする気が起こらない かといって退屈なわけでもない状態

　無為とは、自ら何か目的をもった行動をするわけではなく、==何もする気が起こらない状態==です。ですが、何もしていないからといって、退屈なわけでもありません。少し違うかもしれませんが俗っぽく言うと、無我の境地のような感じかもしれません。意欲がなく、これといって何かしたいとは思いません。

　こちらが

「この2週間はどのように過ごされていましたか？」

と尋ねても、患者さんは、

「いえ、何もしていません。家でじっとしていました」

と答えます。それに対して、

「え、それって退屈じゃないんですか？」

と質問しても、

「いえ、別に」

と返答するような様子です。

　統合失調症が進行してくると、無為、自閉という症状のため、1日中じっとしてほぼ何もしていない状態になります。

意欲・行動の障害

昏迷
[こんめい]

よくみられるケース うつ病 P.92 ／統合失調症 P.98

行動という「出力」はできないが
聞いたり理解する「入力」はできる状態

　昏迷とは、行動する意欲・意思がほとんどなくなってしまった状態です。まわりからの声かけなどの刺激にまったく反応しません。動くなどの行動もまったくしません。ほんの少しだけ反応したり、行動したりするものを亜昏迷（あこんめい）といいます。

　ほかの人から見たら、昏睡のように意識を失い倒れている状態と見分けがつきませんが、昏睡とは違います。行動という出力ができないだけで、聞くなどの入力はできるため、そのときに起こったことは記憶しています。

　ですから、意識を失っているようにみえる人の近くで不用意な発言をすると、全部覚えている可能性があります。昏迷で救急搬送されてきた患者さんに対し、若い看護師さんが「この人、ものすごいデブだよね」と笑ったことを患者さんが覚えており、目を覚ました後にトラブルになったなんて笑えない話がありますが、あながち作り話ではないかもしれません。

> 第2章 精神症状：昏迷｜緊張病

意欲・行動の障害

緊張病
[きんちょうびょう]

よくみられるケース うつ病 P.92／総合失調症 P.98

さまざまな精神疾患によって出現する共通症状

「病」と名前がついていますが、1つの病気のことではなく、いろんな病気で出てくる共通症状、いわゆる「症候群」と考えてください。症候群とは症状の集まりです。例えばかぜ症候群は、のどの痛み、鼻汁、発熱、咳、倦怠感など感冒症状をひっくるめたものです。病名としてはRSウイルス感染症、インフルエンザウイルス感染症、マイコプラズマ肺炎といったようにさまざまですが、ともかく出ている症状の群れがかぜ症候群なのです。

緊張病は、統合失調症だけでなくうつ病などでもみられることがあります。症状は下記のようなものです。

拒絶 [きょぜつ]

食事、薬、コミュニケーションなどを受け付けない状態です。

常同症 [じょうどうしょう]

同じ姿勢、運動、言葉を続けます。

反響症状 [はんきょうしょうじょう]

言われたことをおうむ返しに言います。

命令自動 [めいれいじどう]

言われた指示にそのまま従います。

カタレプシー（ろう屈症）

1つの姿勢をとらせるとその姿勢を続け、ろう人形のように固まってしまいます。

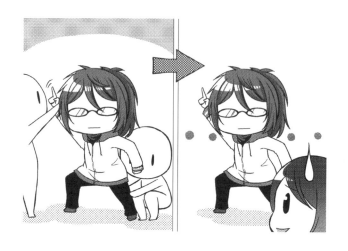

衒奇症

それまで暇そうにしていたのに、話しかけると「忙しい」と言うといった、奇妙な・わざとらしい・あまのじゃく的な行動をとります。

意欲・行動の障害

操作
[そうさ]

よくみられるケース パーソナリティ障害 P.125

自分を有利にするため
人間関係を壊すこともしてしまう

　対人操作という場合もあります。パーソナリティ障害、特に境界性パーソナリティ障害によくみられます。自分に有利に物事を運んだり、自分の欲求を満たすために人を巻き込むことです。

　例えば、嘘をつくことで職員同士を対立させようとしたりします。小学生の話に例えると、AちゃんとけんかしたBちゃんがほかの友だちに、「Aちゃんは意地悪だから、近づかないほうがいいよ」と言いふらして、Aちゃんの友だちを混乱させるような感じです。

　自分を大事にしてほしい、見捨てられるのが怖い、自分の思いどおりになってほしいといったときなどにみられる、未熟な対人関係の手法です。

　よくある例に、担当者のいないときに限ってトラブルをふっかけてくるお客さんがいます。「おいおい、担当者しっかりしとけよ」と内部で仲たがいをさせるための操作かもしれないのは、念頭においておく必要があります。パーソナリティ障害とわかっている場合は、内部で情報交換をして情報を共有しておくこと、パーソナリティ障害とわかっていない場合は他人から聞く悪い噂は鵜呑みにせず、事実を確認することが大事です。

意欲・行動の障害

自殺、自傷行為
[じさつ、じしょうこうい]

よくみられるケース うつ病 P.92／躁うつ病 P.95／統合失調症 P.98 ほか

精神状態の悪化や幻聴など
異常な精神状態が引き金となる

　2012年以降わが国の自殺者数は3万人を下回り、年々減少傾向にあり、2019年の自殺者は2万169人[*]となりました。

　自殺、自傷行為は、うつ病などで精神状態が悪く、自ら死を望んで行うことがあります。その一方で、統合失調症のように幻聴などから「飛び降りろ」と命令されて飛び降りてしまうこともあります。自傷行為の例には、リストカットや大量服薬があります。

　いずれにせよ精神疾患が背景にあり、正常な判断ができずに行為に至ってしまいます。「正常な判断ができない状態」というのは理解しにくいですが、例えば恋愛中は相手のことを素敵と思っていても、別れて冷静に考えたらじつはそうでもないように思えるのは、正常な視点をもちにくいという点では少し似ているのかもしれませんね。正常ではない状態であったことを理解してあげることが大事です。

　自分や周囲の人に希死念慮（自殺願望）が認められてどこかに相談したい場合は、インターネットで「精神科　救急　都道府県名」で検索すれば、各都道府県の精神科救急の対応窓口が出てきます。自殺しようとしている人の現場にいる場合は、警察に連絡をしてください。

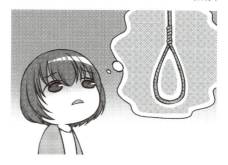

[*]「令和元年中における自殺の状況（令和2年3月17日）」厚生労働省自殺対策推進室警察庁生活安全局生活安全企画課

過食、拒食、異食
[かしょく、きょしょく、いしょく]

意欲・行動の障害

よくみられるケース 摂食障害 P.122

食行動の異常は
身体の健康にも大きくかかわる

　食行動の異常は、さまざまな疾患でみることができます。過食、拒食は過食症、拒食症だけではなく、うつ病、躁うつ病といった気分障害でもみられます。異食は異食症だけでなく、認知症などでもみられます。

　私の勤めていた病院に通院中の、身長150cm、体重40kgくらいの細身の女の子が、ショッピングモールの食べ放題で、大人の男性が2～3人で食べるような量のごまだんごとから揚げとチャーハンを食べていたのを見たことがあります。食べ吐きがあるタイプの摂食障害の人でした。

　また、友人の女性から聞いた話では、ヨーロッパに留学していたときに付き合った人が、朝起きたら彼女の下着をフライにして食べていたそうです。これは異食症の人だったのかもしれません。

　食行動の異常は衝動制御ができないのですが、自ら食べているということから自業自得と思われることもあります。吐いた後の罪悪感で悩んでいる人に安易に、「食べなきゃいいのに」などと心ない言葉をかけるのはよくありません。

意欲・行動の障害

性欲亢進・減退、性目標・対象の異常
[せいよくこうしん・げんたい、せいもくひょう・たいしょうのいじょう]

よくみられるケース 性欲亢進→躁状態、性欲減退→うつ状態ほか

性の問題は
良好な社会生活のひずみとなることがある

　性欲の亢進は、テンションが上がる躁状態や違法薬物などの使用でみられます。性欲の減退は、元気がなくなるうつ状態のほかに、統合失調症に使われる抗精神病薬など薬の副作用でも起こります。女性であれば妊娠中や妊娠後のホルモンの変化で性欲が落ちる人がいますが、性欲が低下している実感としてはそれに近い感覚ととらえる人もいるでしょう。男性では射精した直後のような性欲低下が続いている、と例える人がいます。

　性目標・対象の異常にはパラフィリアというものがあり、性的嗜好の異常といわれます。よく「変態とどう違うのか」と聞かれますが、パラフィリアは本人もその嗜好のため悩んでいて日常生活に支障をきたしており、他人との交流にも問題を生じている場合をいいます。特に日本人は、性の問題は人のもつ悩みとしては軽視されていたり、軽々しく他人に言わないのが美徳とされている風潮があるため、1人で悩む人が多いのが現状です。

　性の問題というと漠然と感じますが、好きな人と幸せな時間をうまく過ごせない障害と言えば少し深刻に感じてもらえるでしょうか。

▶第2章 精神症状：性欲亢進・減退、性目標・対象の異常

症状と対応を考えてみよう ▶ 意欲・行動の障害

どんな症状か考えてみよう

例1 昏迷状態の患者さんについて正しいのはどれでしょう（正解は2つあります）。

①認知症に移行しやすい。
②記憶は保たれている。
③意欲が減退する。
④意識障害を伴う。

意欲・行動が低下すると、うつ状態では制止、統合失調症では途絶という状態になります（思考に関して低下がみられると、思考制止や思考途絶という呼ばれかたをするのと一緒です）。それがひどくなると、昏迷という状態になって動けなくなるんです。動く意欲がないというより、動く意志が低下するので意思の障害だという人もいます。「動くエネルギーがない感じ」が感覚的には近いかなぁ。まわりからの声やまわりで起こっていることはわかるので記憶もあるんですが、動いたり反応したりがまったくできなくなるんです

正解　②と③

[参考] 例1：第86回看護師国家試験午前問題101

対応を考えてみよう

例1 無為の患者さんへの対応で適切なのはどれでしょう。

①黙って見守る。
②生活指導を控える。
③行動パターンに合わせてはたらきかける。
④レクリエーションへの参加は見合わせる。

家で何にもせずただ毎日過ごしているだけだから、「デイケアに行きましょう」って先生にも家族にも勧められてしまったときのことを思い出すなぁ。別に、暇でも退屈でもなかったから気は進まなかったけど、「とりあえず行きます」と言ってしまったんで、デイケアに行ったのよ。正直、何もする気が起こらないし、何をしていいかもわからないし、何かしたいとも思わないから「座っています」って言ったなぁ。でも、たまに何かしようと思ったり、ちょっと何かやれるかなって気も起こるから、そのときは活動に参加できるよう助けてもらえてうれしかったな。でもときには、「昨日は嫌って言っていましたよね」ってスタッフさんから言われることもあるみたいだけど、==症状って波があるので、日による波を理解してくれたら助かるよね==

正解　③

例2 Aさんは希死念慮を訴えていますが、自殺が最も切迫している状態はどれでしょう。

①自殺の手段が未定である。
②自殺する日を決めている。
③将来の希望についてときどき話す。
④普段と変わらない様子で生活している。

「なんとなく消えたいなぁ」なんて思っているのも、希死念慮（自殺願望）に含めるんだって。でも、その希死念慮にも切迫の度合いがあって、それは具体的かどうかがポイントになるみたい。手段や日時などが詳細に決まっているようなときは、危険度が高いんだって。でも、基本はすべてヘルプサイン。切迫していようがいまいが無視できるものではないよね。そういえば私も、自殺願望があるときに精神科の先生に「具体的には?」って聞かれたなぁ。あ、「死にたいけど、死ぬ勇気はない」、これももちろん希死念慮。ちゃんと精神科の先生に相談してね

正解　②

例3 会社員のBさんは、うつ病と診断され精神科クリニックに通院しています。これまでも外来での診察中に、自責的な発言を繰り返していました。ある日、Bさんから外来看護師であるあなたに希死念慮の訴えがありました。あなたからBさんへの声かけで適切なのはどれでしょう。

① 「自殺はしてはいけないことです」
② 「あまり深く考えすぎないほうがいいですよ」
③ 「Bさんよりもつらい状況の人もいるのですよ」
④ 「死にたくなるくらいつらい気持ちでいるのですね」

あー、いきなり「死んじゃダメ!」って言ってくる人いました（苦笑）。わかるんですけど、頭ごなし感が強かったです。精神科の本にも死にたいと言っている人には「自殺しないと約束してもらう」って書いてあるらしいですけど、一説によるとまったく意味がないらしいですね。「がんばって」って言ってはいけないのも、日本独特の考えかただそう。「がんばって」と言われるとしんどい時期があるのは確かだけど、それがひとり歩きしているのかな。海外のうつ病の教科書には、「適度な励ましは有効」と書かれているって聞くし、確かにがんばろうと前向きになっているときに応援してもらえることってうれしいもんね

正解　④

［参考］
例1：第83回看護師国家試験午前問題90
例2：第107回看護師国家試験午前問題59
例3：第100回看護師国家試験午前問題79

意識の障害

意識の障害は、①意識水準(いしきすいじゅん)の障害、②意識野(いしきや)の障害に分けられます。

①意識水準の障害

一言でいえば意識が混濁している状態です。反応がなくなる意識水準の障害は、誰が見てもわかりやすいでしょう（例えば意識不明の重体）。大量出血など体に異常が起こるさまざまな状態で生じ、血圧が下がったり、脈が遅くなるなど、体の異常サインを伴います。重症なものを昏睡(こんすい)といいます。意識障害はほかに、暴れた後にそのことを何も覚えていないという状態もあります。「混乱して何も覚えていない状態」と言えば理解しやすいかもしれません。意識野の障害でも同時にある程度の意識水準の障害は起こっており、意識水準の障害でも意識野の障害でも、記憶障害を認めます。

②意識野の障害

意識野の障害では、意識の内容の障害である意識変容(いしきへんよう)と、意識の範囲の障害である意識狭窄(いしききょうさく)があります。

意識変容では集中力が低下し、環境を認識することができなくなるので、はっきり話しているものの現在の日時や場所がわからなかったり、計算ができないなど集中力の低下が認められます。例えば、夜中に騒いで寝かしつけようとしても「まだ昼だ！」と言います。代表的なものはせん妄です。

意識狭窄は意識する範囲が狭くなっており、意味としては「周囲に意識を配る」という意味の「意識」が近く、酩酊状態で意識狭窄が起こり、周囲に目が配れず足元の物が目に入らず、机の角に足をぶつけるといったことが生じます。代表的なものはもうろう状態です。

せん妄
[せんもう]

意識の障害

よくみられるケース 認知症 P.101／器質性精神障害 P.130／症状精神病 P.130

夜間に生じやすい
記憶障害を伴う行動異常

　せん妄は、意識障害のなかで特に医療従事者も家族も悩む状態です。王道パターンが、「がんで入院中の 80 歳の男性。深夜になり『もう家へ帰る。親戚がそこに迎えに来ていただろう』と病棟を徘徊し始めた」というようなパターンです。「おじいちゃん（おばあちゃん）が入院後に夜に徘徊するから病院から付き添ってくれと言われた」という流れで、家族が病院に泊まり込まないといけなくなるのがせん妄です。

　意識の障害では記憶障害が起こるので、昨日の晩はあんなに騒いでいたのに本当に何も覚えていないのかと家族は不思議がります。認知症になったのではないかと勘違いされる家族もいるくらいです。

　せん妄が起こりやすい代表的な条件は 4 つ、①高齢者である、②夜間である、③いつもと違う環境で不安がある、④身体に重い異常がある（がん末期など体の病気がある、脳梗塞など脳の病気がある、事故や手術後で大きなけががある）、といったものです。

　夜間に行動するために昼に眠くなり、昼夜逆転になるため、また夜間にせん妄を起こして徘徊してしまうという負のループになる人もいます。昼間にちゃんと起きておいてもらう、家族と話をするなど安心を与えるといった対応が行われます。

　脳に影響する薬の一部はせん妄を悪化させるので、睡眠薬はせん妄をよくするどころか悪化させることになります。そのため抗精神病薬が使われることが多いです。

症状を考えてみよう ▶  せん妄

例1 64歳の男性Aさんは、約3年前から頭痛、めまい、物忘れ、難聴を認めて、ときにささいなことで泣いたり怒ったりするようになりました。今年になると雨戸が閉められなくなりましたが、過去の記憶は比較的に保たれ、人への対応も一応可能でした。夜間に突然、「誰かが入って来ている」と大声で怒鳴り、枕を投げつけるような興奮がみられるようになり、家族による世話が困難なため入院となりました。入院時、夜間の興奮についての記憶はありませんが、物忘れと性格変化については自覚があり、元来の人格は比較的、保たれています。検査と診察の結果、血管性認知症と診断されました。Bさんにみられる症状はどれでしょう（正解は2つあります）。

①カタレプシー
②逆行性健忘
③感情失禁
④せん妄

年をとると、入院して夜に大声で叫んだり暴れたりして、病院から家族に付き添いをお願いすることが多くなるよ。これはせん妄といって、高齢者がなりやすいほかに、脳にダメージがある人ならなりやすいようで、この人は脳の血管にダメージがあって起こりやすくなったんじゃな。脳にダメージがある病気は器質性精神障害というんじゃ。器質性精神障害の症状にはほかにも、感情失禁といって、ちょっとしたことで泣いてしまったり、感情が高ぶることが多いのが特徴じゃ

正解　③と④

[参考] 例1：第80回看護師国家試験午後問題24

知能の障害

　知能の障害はさまざまな疾患で認められます。日々みかけることが多い知能の障害としては、知的能力障害（P.80）と認知症（P.101）があります。知的能力障害は知能が十分に発育しなかったもの、認知症はいったん発育した知能が低下したものです。知能が育たないことも知能が低下することも知能の障害です。この2つはそれぞれのページで説明します。

　ほかにも、うつ病では知能の低下を認める場合があるため、うつ状態で知能検査を受けるとIQ（知能指数）の数値が低くなってしまいます。基本的にはうつ病が改善すると知能の低下も改善します。

　高齢者のうつ病は不安が強くなり何度も聞き返したり、ボーッとしているようにみえるので、認知症に間違われやすく、偽認知症と呼ばれることがあります。

　統合失調症でも知能の低下を認めます。統合失調症の知能の低下はずっと続くことが多く、統合失調症にかかる前の病前IQを日本語版 National Adult Reading Test（JART）という検査で測ることもあります。

　そのほかに、アルコール依存症（P.116）や摂食障害（P.122）など、さまざまな精神疾患で知能の低下を認めます。

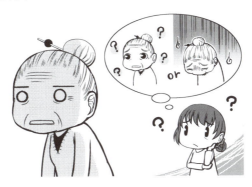

知能の障害

知的能力障害（知的発達症）
[ちてきのうりょくしょうがい（ちてきはったつしょう）]

よくみられるケース 知的能力障害

知能の低下が成人になっても続き
社会不適応を起こす例も多い

　「知的障害」という言葉のほうが聞き慣れている人が多いと思います。生まれつき、もしくは発育中に何らかの原因によって知能が障害され、ずっと低いままにとどまった状態です。

　病気がないのに知能が低い、病気が原因で知能が低い、貧困や教育を与えられなかったことなど社会的な原因で知能が低いパターンがあります。病気がないのに知能が低いパターンが一番多いです。知的能力障害を引き起こすものとして、感染症、妊婦の飲酒や喫煙が挙げられます。

　社会適応が困難なことが多く、うつ病などほかの精神障害を合併しやすいのが特徴です。

　知能検査には、WAIS（Wechsler Adult Intelligence Scale、成人用）やWISC（Wechsler Intelligence Scale for Children、児童用）、田中ビネー式知能検査などがあります。これまではIQ70未満を精神遅滞（知的能力障害の古い呼びかたです）としていましたが、最近ではDSM-5という新しい診断基準を基に、本人の適応能力も総合的にみて診断されるようになってきています。

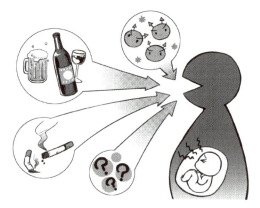

記憶の障害

　記憶にかかわる機能は、覚える（記銘）、とどめる（保持）、思い出す（想起）と大きく3つに分けられます。

　覚える力が衰える病気として認知症が有名ですが、ボーッとしている軽い意識障害でも記憶の障害を認めます。お母さんに起こしてもらったのに二度寝をしてしまい、次に起きたときに「何でもっと早く起こしてくれなかったの！」「起こしたわよ！」というやりとりをした人もいるでしょう。

記憶の障害

健忘
[けんぼう]

よくみられるケース 認知症 P.101

物事を思い出せないこと
思い出せないパターンにも種類がある

　物事を思い出せなくなることを健忘といいます。
　前行性健忘は、あるできごと以後の記憶がない状態です。あるできごととは例えば、飲酒や睡眠薬の内服です。酒を飲んでからの記憶がなく、どうやって家に帰ったかの記憶がないという話を聞くのもこれにあたります。
　逆行性健忘は、認知症のように最近の記憶から消えていくものです。認知症をテーマにした『私の頭の中の消しゴム』という映画では、結婚した夫の名前を忘れ、夫の前に付き合っていた男性の名前が出てくるシーンがあります。最近の記憶から消されていくのです。
　このような忘れていく流れ以外にも、言葉を忘れてしまうという語健忘のように、忘れる物事を対象とした健忘に関する用語もあります。

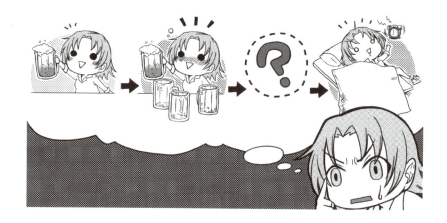

見当識障害
[けんとうしきしょうがい]

記憶の障害

よくみられるケース 意識障害 P.76／認知症 P.101

今の自分が置かれてる状況がわからない
「ここがどこかも見当がつかない」

　見当とは、「ここがどこか見当もつかない」の見当で、自分の置かれた状況のことをいいます。見当識とは、その自分の置かれた状況についての認識です。見当識障害は、==自分の置かれた状況についての認識ができない、つまり今の状況の見当がついていない状態==です。現在の自分の置かれている日時、場所、人物、環境などを正しく認識できません。健忘の一種であるという考えかたがあり、記憶障害に分類されています。

　「今はいつですか」　　→時間、月日などの時の見当識
　「ここはどこですか」　→場所の見当識
　「この方は誰ですか」　→人物の見当識

　などと聞くことで見当識障害がないかを判断します。見当識障害は、意識障害や認知症で出現します。

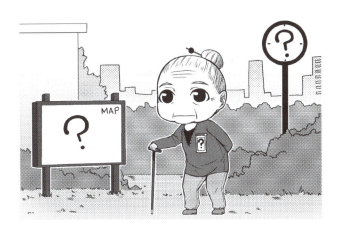

記憶の障害

作話
[さくわ]

よくみられるケース アルコール依存症 P.116

記憶障害ゆえに作り話をする
本人は本気のため真偽は不明

　記憶障害が起こると、記憶の欠けた部分を、あたかも自分が経験したかのように話をつくり取りつくろう場合があります。これを作話といいます。アルコールによる脳障害であるコルサコフ症候群で出現するのが有名ですが、認知症でも起こります。
　例えば、患者さんに昨日の夕食を尋ねたときの会話です。
「昨日の夕ご飯は何を食べられましたか？」
「昨日は何だったかな。ああ、焼き魚でした」
というふうに話してくれますが、横に座っている家族から、
「先生、違います。昨日は鶏肉でした」
などと言われることがあります。
　本人は本気で言っていて話の真偽がわからないので、記憶障害のある患者さんを診察するときは、誰かと一緒に来てもらうことがしばしば必要になってきます。

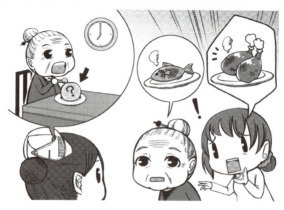

▶第2章 精神症状：作話

症状と対応を考えてみよう ▶ 記憶の障害

どんな症状か考えてみよう

例1　76歳の男性Aさんはひとり暮らしです。妻とは死別し、1人娘は結婚して遠方に住んでいます。高血圧症と糖尿病の持病があります。3週間前から全身倦怠感と咳嗽が出現し、受診の結果、肺炎と診断されて2週間前に入院しました。抗菌薬の投与によって症状は改善しましたが、血糖値が安定しないため退院が延期となりました。そのころから看護師に繰り返し何度も同じことを言ったり、会話中に突然怒り出したりする言動がみられるようになりました。最近は、入院していることがわからず院内をうろうろしたり、毎日カレンダーを見ているものの月日や曜日がわかりません。この状況から考えられる症状はどれでしょう。

①難聴
②躁状態
③構音障害
④見当識障害

これは見当識障害といって、今がいつかわからない（時の見当識障害）、ここがどこかわからない（場所の見当識障害）、人が誰かわからない（人物の見当識障害）という症状なんじゃ。見当がつかないってやつじゃな。せん妄や認知症でみられるんじゃ。私もカレンダーを一緒に確認したり、旬の食べ物を食べさせてもらったり、家族の写真を見て誰か尋ねられたりしておるわ

正解　④

[参考] 例1：第97回看護師国家試験午後問題55

対応を考えてみよう

例1 79歳の女性Aさんは自宅の玄関で転倒し、救急外来で第12胸椎の圧迫骨折と診断され、安静目的で入院しました。2年前にアルツハイマー型認知症を発症しており、記憶障害がありますが、失認、失行、失語はありません。入院当日、Aさんは看護師であるあなたに「ここはどこですか」と同じ質問を繰り返しています。このときのあなたの対応で最も適切なのはどれでしょう。

①体幹を抑制する。
②家族に夜間の付き添いを依頼する。
③ナースステーションにベッドを移動する。
④骨折で入院していることを繰り返し伝える。

認知症とせん妄は別です。このおばあさんはおそらくアルツハイマー型認知症で、せん妄は起こしていません。徘徊がひどいときは、認知症でもせん妄でも、安全の面からベッドを安全な場所に移動したりすることがあります。けがをするなど、あまりにも危険性が高いときは身体を固定することもありますが、今はできるだけ行わないような取り組みをしています。
せん妄は不安が強いとよけいに起こりやすくなるので、家族の付き添いをお願いすることが多いです。アルツハイマー型認知症もせん妄を起こしやすい病気です。まずはせん妄を起こさないようにするためにも、ちゃんと安心してもらえるよう、ここがどこか、今なぜここにいるかていねいに話をすることが大切ですよ

正解　④

[参考] 例1：第106回看護師国家試験午後問題94

巣症状

巣症状とは、脳が傷害されることで生じる機能障害です。脳は、それぞれの部位によって機能が違います。例えば、前頭葉は意欲や衝動性に関与し、側頭葉は記憶に関与するなどです。頭部を鉄の棒が貫通したフィニアス・ゲージの事故*後の変化は、前頭部の損傷が粗暴な性格変化を引き起こした例として有名です。記憶障害を認めるアルツハイマー型認知症では、側頭葉にある海馬の萎縮が特徴的です。

脳のどこが障害されたら、どのような症状が出るのかを理解していると、症状から脳のどこに障害があるのかを推定することも可能です。

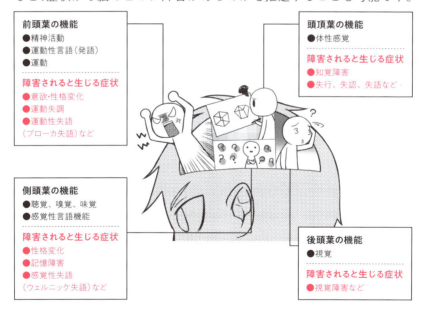

前頭葉の機能
- 精神活動
- 運動性言語(発語)
- 運動

障害されると生じる症状
- 意欲・性格変化
- 運動失調
- 運動性失語(ブローカ失語)など

頭頂葉の機能
- 体性感覚

障害されると生じる症状
- 知覚障害
- 失行、失認、失語など

側頭葉の機能
- 聴覚、嗅覚、味覚
- 感覚性言語機能

障害されると生じる症状
- 性格変化
- 記憶障害
- 感覚性失語(ウェルニッケ失語)など

後頭葉の機能
- 視覚

障害されると生じる症状
- 視覚障害など

★フィニアス・ゲージの事故
米国の鉄道建築技術者であったフィニアス・ゲージ(1823-1860)は、鉄棒が頭部を貫通する事故により、前頭葉の多くを損傷した。頭部の損傷にもかかわらず生還したが、その後人格や行動に大きな変化が生じる。特定部位の脳の損傷が人格に影響を与える症例として有名である。

失語、失認、失行
[しつご、しつにん、しっこう]

巣症状

よくみられるケース 認知症 P.101

脳の機能障害は
言語、認識、行動に障害をもたらす

　巣症状のなかには、失語、失認、失行があります。

　失語には、運動性失語（言葉を理解できるがしゃべれない）、感覚性失語（しゃべれるが言葉を理解できない）、健忘失語（理解したりしゃべったりできるが、言葉を忘れてしまう）があります。運動性失語をブローカ失語、感覚性失語をウェルニッケ失語ということもあります。ブローカ失語では発語も文字を書くことも困難になります。ウェルニッケ失語では流暢に話をすることはできますが言葉の理解ができなくなり、間違った言葉をしゃべります。失語は脳の障害で一生変わらないようなイメージをもっている人もいますが、最初は重度であった失語が回復していき、言葉が思い出せない喚語困難（語健忘）という症状だけ残る状態の人もいます

　失認は、知覚に障害がないのに知覚の対象を認識できない状態で、視覚失認（見てわからないが触ればわかる）や触覚失認（目を閉じて触ってわからないが目で見るとわかる）があります。

　失行は、やりたい行動をじょうずにできない症状で、代表的なものに服をきちんと着られなくなる着衣失行があります。アルツハイマー型認知症が進行すると、側頭葉だけでなく頭頂葉も萎縮してくるので、着衣失行が出現します。

▶第2章 精神症状：失語、失認、失行

症状を考えてみよう ▶ 巣症状

例1 65歳の男性Aさんは<u>脳梗塞</u>を発症し、言語障害をきたしました。「生年月日はいつですか」と尋ねたところ「はい、そうです。何だかわかりませんが、何にもどうにも何かそういうあります」と明瞭な口調で答えました。運動神経麻痺はありません。この障害はどれでしょう。

①作話　②構音障害　③ブローカ失語　④ウェルニッケ失語

作話は、認知機能障害で欠落している記憶を埋めるために話をつくることです。

構音障害は、大脳では言語が正常につくられていますが、構音器官（発語に必要な身体の部分）自体の異常で言葉を発するのが困難になります。似たような言葉に失構音がありますが、これはブローカ失語で認められます。言葉を発するように脳から命令が出ますが、命令自体に問題があり、構音器官がうまくはたらかず発語がうまくできません。ブローカ失語のほかの特徴は流暢にしゃべることができなくなり、発語量が減り、復唱も障害されます。文字を書くのも困難になります。つまり、構音障害の人は、書字での会話はスムーズですが、ブローカ失語の人は書字でも会話が困難になります。

ウェルニッケ失語は、発語量は減らず流暢にしゃべることもできますが、言葉の理解ができなくなり、間違った言葉をしゃべるようになります。本来の言葉と似ている言葉をしゃべる場合もあれば、重症になると何を言っているかまったくわからないジャルゴン失語という状態になります。例えば、「ホチキス」のことを「ホチキサ」と言う人もいましたし、ジャルゴンになると「リモコン」のことを「チキンピョウ」という人もいました。

ただし、話をしている患者さんは、ちんぷんかんぷんなことを話している自覚がありません。言語は理解できなくても状況や顔色は読み取れるので、思ったよりはコミュニケーションがとれる場合もあります。どの失語も程度がありますので、教科書のような典型的な症状がある人ばかりではなく、ちょっとコミュニケーションが微妙だなという人もいます

正解　④

[参考] 例1：第98回看護師国家試験午前問題69

例2 着衣失行のあるBさんに当てはまるのはどれでしょう。

①服が認識できない。
②手本があれば模倣できる。
③服を後ろ前に着る。
④動作は順序よくできる。

服を渡されて服とはわかっているんじゃがのう、なぜかちゃんと着れないんじゃ。間違ったところに手を通したり、前後を間違ったり、裏表を間違ったり。着物の片袖をひっくり返して渡されたときは難しかったのう……。服が複雑で着かたがわからないわけではないので、手本を見せられてもまねできん。「服の形と自分の体の形を当てはめられなくなっている状態」だと先生が言っておった。家のなかでズボンを裏表逆に履いているくらいなら、ほうっておいてほしいのう。やさしく言ってくれるならいいんじゃが、あんまり注意されると落ち込むんじゃ。「できるだけ自分で自分のことをやって生活していくのが大事」と先生も言うておった

正解　③

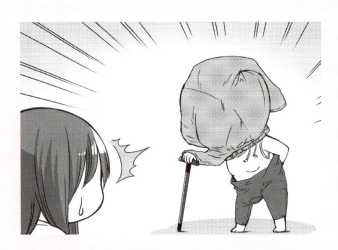

[参考] 例2：第93回看護師国家試験午前問題97

第3章
精神疾患

精神症状を理解したら、
つぎは日常でもみかける機会のある
精神疾患について基本をおさえましょう。
疾患ごとの代表的な精神症状は
第2章と合わせてチェックしてください。

うつ病

特徴的な症状
気分の落ち込み
思考制止　P.23
希死念慮　P.70
微小妄想　P.38

マラソンでいえば、いくらがんばっても足が動かない状態

　うつ病はストレスによって起こることが多いため、ストレスの病気というイメージがあります。実際には人体にどのような変化が起こっているかというと、脳内のセロトニン、ノルアドレナリン、ドーパミンといった神経伝達物質に問題が起こっているなど、うつ病は脳自体の問題であることがわかってきています。そのため、神経伝達物質に作用する薬である抗うつ薬が使用されます。

　気分が落ち込む以外に、不安が強くなったり、食べられなくなったり（食欲低下）、眠れなくなったり（不眠）します。なかには食べ過ぎたり、過眠傾向になる人もいます。頭が回らなくなって考えや言動が減ったり遅くなり（思考制止）、物事に集中できなくなったり、決断ができなくなったりもします。不安には不安をやわらげる抗不安薬、不眠には睡眠薬など、抗うつ薬以外にも症状に合わせて内服薬が使用

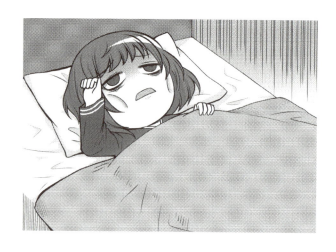

されます。

　失恋などショックなできごとがあったときに、友だちに「どこかに遊びに行こうよ」と言われても「ちょっと何も考えられないからそっとしておいて」というように、楽しいことにすら頭が回らない状態になる人がいます。人が落ち込んだらどういう心理状態になるかを考えてみると、少し実感してもらえるかと思います。

　うつ病はマラソンに例えると、もういくらがんばっても足が動いてくれない限界の状態です。フラフラで足がもつれている人に「もっと走れ！」と言っても、それ以上走れないですよね。

少しよくなってきた回復期に注意が必要

　うつがひどい場合は、希死念慮（自殺願望）や、自分をマイナス評価しすぎる微小妄想が出ることがあります。

　うつ病の希死念慮（自殺願望）は、少しよくなってきた回復期に出やすいといわれています。どん底では死にに行く元気すら出ないのですが、動ける元気が出てきたら「ちょっと動けるようになったぞ、さぁ死にに行こうか」と考え、自殺をする人がこの時期に増えます。普段どおりに家を出ていったのに帰ってこなかったなんてこともありえますので、回復期には特に言動に注意しなければなりません。

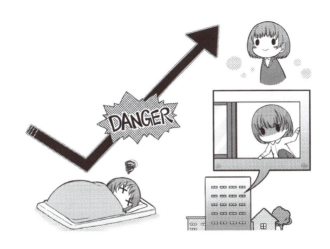

微小妄想には、「自分は重病でもう治らない（心気妄想）」「貧乏でお金がない（貧困妄想）」「自分は社会に迷惑をかけてしまった罪人です（罪業妄想）」というものがあります。

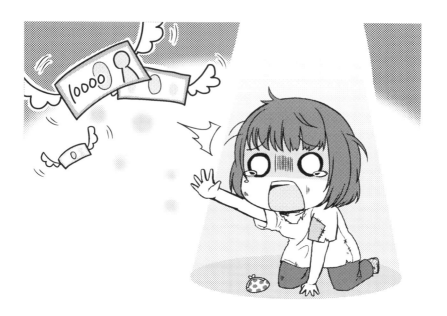

新型うつ病はマスコミがつくった用語で医学用語ではありませんが、ディスチミア親和型うつ病や非定型うつ病といったうつ病と共通点が多くあります。いずれも人格が未熟(性格が幼く子どもっぽい)で、なんでも他人のせいにしてしまうという傾向があります。元来いわれてきたうつ病（メランコリー親和型）は、まじめで責任感が強く、自分で背負い込んでしまうという、ある意味同情できるような境遇によるのですが、いわゆる新型うつ病は逆で、自己中心的な言動がみられるため、よい印象はもたれにくいようです。

躁うつ病（双極性障害）

特徴的な症状
うつ状態
躁状態

気分の落ち込みや不安のうつ状態と偉そう・怒りっぽくなる躁状態を繰り返す

　うつ病と躁うつ病（双極性障害）は、もともと「気分障害」といわれてきた疾患群であり、ひとまとめにされることが多いです。しかし、近年の研究から別の疾患であるというみかたがされてきており、全世界で用いられている診断基準の1つであるDSM-5という診断ツールでは、うつ病と躁うつ病は別の疾患としてカテゴリー分けされています。躁うつ病は「双極性障害」ともいわれます。

　うつ病と躁うつ病では治療法も違い、躁うつ病では抗うつ薬ではなく、気分安定薬という種類の薬剤での治療が主軸となります。

　症状としては、うつ状態のときはうつ病と共通する症状が出ます。躁状態のときはテンションが上がって、偉そうになり（誇大的）、怒りっぽくなったり（易怒性）、しゃべりまくったり、活発に行動しまくったりします。

　躁状態はうつ状態ほど多くみかける状態ではありませんが、躁状態になると話し合っても話が収まることはなく、「落ち着いてくれ」と言ってもなかなか落ち着くことができません。口論は一切無意味です。興奮しやすいのでできるだけ刺激を与えず、治療の方向に話をもっていきます。酒に酔っている人が「酔っていない」と言っているような感じに近いかもしれませんが、本人はテンションが上がりすぎておかしいことを自覚できません。それゆえ、多くの場合、本人は嫌がりつつも家族に連れられて病院を受診する流れになります。

対応を考えてみよう ▶ うつ病

例1 Aさんはうつ病で入院後2か月です。Aさんと夫は主治医と面接し、Aさんは2週間後に自宅への退院をめざすことになりました。それ以来、Aさんは積極的に病院から自宅への外出を繰り返すようになりましたが、夕方に外出から戻ってくるとすぐにベッドに入り、臥床していることが多くなりました。うつ病の回復期にあるAさんについて情報収集する項目で優先度が高いのはどれでしょう。

① 希死念慮の確認
② 外出時の食事内容
③ 外出時の服薬状況
④ Aさんの家庭の経済状況

ちょっと落ち着いてきたら、いろいろ考えられるようになってくるんです、いいことも悪いことも。どん底で何もする気が起きないときより、現実をみて行動できるようになったときが、一番「もういっそ」と思った瞬間でした。退院間近や退院して数週間後になる人もいるみたい。一見元気そうだけど、どこか投げやりだったり、先が見えない発言をしている人がいたら、やさしく声をかけてあげてください

正解 ①

[参考]例1：第104回看護師国家試験午後問題111

COLUMN 1

大うつ病？ うつ病？ 躁うつ病？ 双極性障害？

医師の年齢によって
使う病名が異なることも

　精神科の病名でややこしい問題の1つに、ほぼ同じ概念のものを微妙に言いかたを変えていろんな名前がつけられていることがあります。しかも、10～30年くらいで名前が微妙に変わる場合もあります。30歳代の先生が言う病名と、50歳代の先生が言う病名は同じ病気のことをさしていても、言いかたが違う場合があるのです。

代表的な診断名は
DSMとICD

　まず、日本でおもに使われている診断基準は2つあり、アメリカ精神医学会から出ているDSMという診断基準と、世界保健機関（WHO）から出ているICDという診断基準です。それぞれ改訂を重ねており、最新のバージョンは、DSMはDSM-5（2013年）、ICDはICD-11（2018年）になります。

　DSMは研究場面で、ICDは臨床場面で使われることが多いといわれることがしばしばあります。

古くから使われている
伝統的な呼び名もある

　あとは、古くからの伝統的な呼び名で呼ぶこともあります。「躁うつ病」もその1つで、今は「双極性障害（双極性感情障害）」と呼ぶほうが医学的には妥当です。英語論文でも「双極性障害（bipolar disorder：BD）」と書かれ、DSM-Ⅱつまり1970年代以前の呼ばれかたである「躁うつ病（manic-depressive illness：MDI）」と表記されることは、今の時代はまずありません。

　一方で現実問題としては、臨床の場では伝統的な呼び名である「躁うつ病」といっていいかというと、私はいっていいと思います。私は略称を書くとき、「躁うつ病（MDI）」と「境界性パーソナリティ障害（borderline personality disorder：BPD）」と混同しないように、「双極性障害」をBDではなくあえてMDIとカルテ表記しています。

　うつ病もDSMの診断基準に合わせて、わざわざ「大うつ病性障害」などといわなくていいです。「社会不安障害」も「社交不安障害」も、古くは「対人恐怖症」も一緒と考えていいでしょう。「神経症」が「不安障害」となって「不安症」という言いかたに変わろうとしている時代ですが、臨床の場ではまだまだ「不安障害」という人がいるでしょう。

正確な診断名よりも
病気の全体像をまずは知ろう

　精神科の病名は時代によって変わりますが、==何が正しい言いかたはあまり深く考えずに、まずはどのような病気であるかを知っていくことが大事==です。

統合失調症

特徴的な症状
幻覚 P.14
妄想 P.33
自閉

普通の人がもたない陽性症状、
普通の人がもっていたものがなくなった陰性症状が特徴

統合失調症(とうごうしっちょうしょう)は陽性症状、陰性症状、認知機能障害という3つの症状が出る病気です。

陽性症状は、被害妄想や幻覚（おもに幻聴と体感幻覚）といった本来普通の人はもち得ない症状のことです。陽性はポジティブと訳すのですが、プラスと考えたほうがわかりやすいです。幻覚や妄想など、本来もっていないものがプラスされるのが陽性症状です。

陰性症状は、人と交流をしなくなる自閉や意欲の低下、感情が乏しくなる（感情の平板化）といった、本来普通の人がもち得るものがなくなってしまう症状です。陰性はネガティブと訳すのですが、こちらもマイナスと考えたほうがわかりやすいです。意欲が低下するなど、本来もっているものがマイナスされるのが陰性症状です。

認知機能障害には、記憶力の障害やものごとをするのが下手になる遂行機能障害、よけいなことを無視して大事なことだけに取り組むのが下手になる注意障害、社会的認知能力といわれるコミュニケーション能力の障害などがあります。

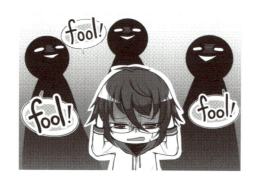

おおざっぱな言いかたをすると、謎の声や思考が出現し、元気がなくなってひきこもるようになり、今までできていた頭を使った活動が困難になる病気ともいえます。

統合失調症の人は「自分は病気である」という認識をもつことが困難です。「宇宙人に狙われている！」といった妄想を主張して助けを求めるのですが、誰にも相手にされず孤独な思いをする人もいます。われわれには妄想を肯定することは困難ですが、「気のせいだ」と妄想や幻聴を否定することは本人の不安を強めることになるので、否定も肯定もせず、本人のつらい気持ちや感情を理解する姿勢が重要になります。

基本的にはずっと治療が必要
妄想などには分析的なかかわりは避ける

統合失調症は、ドーパミンの神経伝達が過剰であることが原因といわれており、ドーパミンのはたらきを抑える薬である抗精神病薬が治療薬として用いられます。「治す」というより「薬で抑え続ける」という表現のほうが正しいかもしれませんが、薬をやめたら1年以内に約60％の人が再発するというデータもあり、基本的にずっと治療が必要な疾患です。なかには難治性の人もいるため、まったく薬が効かなかったり、再燃を繰り返す人もいます。カウンセリングなどの精神療法も補助的には有効ですが、カウンセリングだけでの治療は効果が不十分なことが多く、薬物療法と一緒に行うことが必要です。

妄想のため不思議なことを言ってしまうこともありますが、本人も毎日、恐怖や不安と戦っています。周囲が本人の苦しみをねぎらい、気を配ることで精神症状をある程度落ち着かせることも可能です。簡単に妄想の概要を聞くことはかまいませんが、深く詳しく聞くと妄想や恐怖が強くなったりすることもあるので、分析的なかかわりをすることはしません。

統合失調症の重症度により、精神障害者保健福祉手帳や障害年金をはじめ、さまざまな社会援助が受けられます。

対応を考えてみよう ▶ 統合失調症

統合失調症のBさんが「声が聞こえてくると、どうしても片足跳びをやってしまう」と訴えています。看護師であるあなたの対応で適切なのはどれでしょう（正解は2つあります）。

① 「お薬は続けて飲めていますか」
② 「誰が何と言っていますか。詳しく教えてください」
③ 「体が心配です。できるだけ休んでください」
④ 「片足跳びをやめても、なにも起きないからだいじょうぶですよ」
⑤ 「声が言っていることは間違っていますよ」

以前、一生懸命、話を聞いてくれる人がいたんだけど、いろいろ詳しく聞かれるので話していくにつれてだんだん怖くなって、調子を崩してしまったことがあったんだ。あんまり詳しく話をしすぎたら、よけいにリアルさが増して悪くなるからやめたほうがいいって先生に教えてもらったよ。統合失調症はまだまだわかっていないことが多いみたいだけど、少なくともドーパミンって物質がはたらきすぎているから、ブレーキをかけるために薬を飲まないといけないみたい。だから、ずっと薬を飲まないといけないんだって。
自分としては自分が病気というより実際に声が聞こえるから、声の主にやめてって言って解決したい気分なんだけどね。服薬を忘れがちな人には1か月に1回注射したら、効果が続くっていう注射もあるって話だよ

正解 ①と③

［参考］例1：第98回看護師国家試験午後問題119

認知症

特徴的な症状
認知機能障害
行動・心理症状
健忘　P.82

後天的な原因で知能が低下し
認知障害などを生じる

　いわゆる「ボケ」といわれる疾患です。いったん正常に発達した知能が、後天的な何らかの原因によって低下してしまった状態です。検査には改訂 長谷川式簡易知能評価スケール（HDS-R）や、MMSE（ミニメンタルステート検査）などがあります。

　一口に認知症といっても、アルツハイマー型認知症が35％と最も多く、レビー小体型認知症と混合型認知症（複数の認知症の合併）が並んで15％、血管性認知症が10％、前頭側頭型認知症が5％、残りが慢性硬膜下血腫やアルコール性認知症などその他の疾患です。

症状の違いをおさえておきたい
代表的な認知症

　アルツハイマー型認知症は、いわゆる一般的な物忘れ・ボケといった認知機能の低下が主症状で、男性にもみられますが女性のほうが多めです。物忘れに自覚が少ないので、家族に連れられて病院に来ますが、「わたしゃボケてない」と言うパターンが多いです。

　レビー小体型認知症は、アルツハイマー型認知症に似て認知機能が低下しますが、パーキンソニズムが出現したり、「そこに子どもがいる」などと幻視を訴えることが多いです。

　血管性認知症は、脳梗塞など脳の血管にダメージを受けて発症する、男性に多い認知症です。アルツハイマー型認知症は体の動きに影響はないものの、血管性認知症は脳の障害部位に応じた麻痺などが起こることが多いです。血管性認知症は自覚があることが多いのも、認知機能の低下に自覚が生じないアルツハイマー型認知症とよく比較される

特徴です。また、できることとできないことの差が大きく症状がまだらなため、「まだら認知症」ともいわれます。

物忘れが主症状と思われていますが、前頭側頭型認知症のように物忘れがはっきりせず、怒りっぽくなり乱暴になるといった行動上の問題が多発する認知症もあります。認知機能障害つまり物忘れそのものを中核症状、物忘れのせいで不安になったり、徘徊したり、妄想を抱いたりする物忘れの副産物的な症状を行動・心理（周辺）症状（Behavioral and Psychological Symptoms of Dementia：BPSD）といいます。

さまざまな社会問題を引き起こし
対応が必要とされている

平成28（2016）年3月1日、認知症高齢者の起こした鉄道事故に関する最高裁判決がありました。平成19（2007）年に起きたこの事故に対し、鉄道会社が遺族に損害賠償請求を提訴していたのです。判決は、遺族に賠償責任なしというものでしたが、認知症関連の社会問題はまだまだ尽きません。

認知症患者のご家族は、24時間どこへ行くかわからない親（患者さん）を見守り、判断力が落ちた親から介護抵抗を受け、トイレや入浴の介助で引っかかれたりするのです。

認知症のリスク因子の代表的なものに生活習慣病があります。認知症予防のためには、生活習慣病に気をつけておくことがとても大切です。ごく一部の認知症を除き、認知症を治す薬はありませんが、認知症の進行を遅らせる薬があります。また、カレンダーや家族の写真など見当識を強化させるものを見せて見当識（日時、場所、人など）の能力を高めるリアリティーオリエンテーションや、「私は昔、看護師をしておったのじゃ」などと認知症患者さんに昔活躍していたころのことを回想してもらい、それに対し「すごいですね。困ったら助けてくださいね」などと本人を尊重し、自信や精神的安定につなげるという回想法があります。

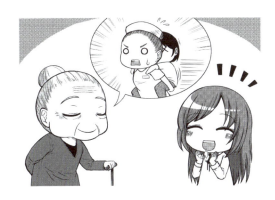

薬物療法などの治療以外に、介護保険制度などの社会的支援にも国をあげて力を入れています。

怒られたという嫌な感情だけが残り
次の問題行動につながっていく

認知症の対応では、「違う、ダメ、そうじゃない」といった禁止や否定の声かけは症状を悪化させるといわれています。実際に診察をしていても、問題行動を起こすために普段から家族に怒られることが多く、ストレスが多い環境で生活していた患者さんが、手厚く世話をしてくれる介護施設に入ったら、人が変わったようにニコニコして問題行動を起こさなくなるケースを何度も見てきました。怒られても記憶は残りませんが、感情は残ります。つまり、怒られたという嫌な気持ちだけは残っており、それが問題行動や介護抵抗につながるのです。

思い出づくりに、家族で一緒に温泉に行ったのに、おばあちゃんはそのことを翌日には忘れてしまった──記憶がすぐなくなってしまうおばあちゃんを見ていると、なんとも情けない、心が裂かれるような気持ちになります。でも、おばあちゃんはなんだか楽しそうです。このように幸せな気持ちは残るのです。

認知症の介護は大変で、心の余裕がなくなってしまうことも多々ありますが、気持ちをくみ取って、本人を尊重するやさしい対応が認知症の症状をやわらげることにつながります。

対応を考えてみよう ▶ 認知症

例1 認知症の高齢者の現実感覚を促す援助で、適切ではないのはどれでしょう。

①部屋の模様替えをする。　②カレンダーを置く。
③家族の写真を置く。　　　④季節の花を飾る。

「日時・場所・人がわからん」、これを見当識障害というんじゃ。対策として、②③④はいいらしいんじゃが、部屋の模様替えの極端なやつはいかん、リフォームも慎重にじゃ。認知症は==昔の記憶は割と残っているもので、昔の記憶を頼りに生活している人も多い。==今まで慣れ親しんできた家具や物の位置が変わってしまうと、どこに何があったかわからんようになって1人では何もできなくなる。介護負担が増える場合もあるんじゃ

正解　①

例2 入院した認知症の高齢者が、消灯後に自分の荷物を持ってナースステーションに来て、看護師であるあなたに「出口はどこ」と聞いてきます。あなたの対応として適切なのはどれでしょう。

①「ここは病院ですよ」
②「部屋に戻って寝ましょう」
③「今日はここに泊まるのですよ」
④「行きたいところがあるのですね」

こういうときはちょっと行きたいところがあってな。行きたいところははっきりせんが、夜になって不安になってきたし、そろそろ家に帰ろうかと思うこともあるんじゃ。不安になっていたり、困っていたりするので、まずは「どうしたの」と話を聞いてあげてほしい。頭ごなしに注意すると認知症の症状が悪くなる場合もあるので注意じゃ

正解　④

[参考] 例1：第88回看護師国家試験午前問題111
　　　例2：第97回看護師国家試験午後問題26

不安症／不安障害

特徴的な症状
疾患によって異なる

ストレスとの関係が強い
不安が異常に強すぎる病気

　古くから神経症性障害やノイローゼといわれ、ストレスと関係のある心因性に生じる心身の機能障害の病気です。一言でいうと、不安が異常に強すぎる病気のグループです。不安を感じやすい心配性な性格の人がなりやすいです。パニック症（パニック障害）など一部の疾患は、ストレスだけではなく脳に異常があることが指摘されています。

　代表的なものには、パニック症、強迫症（強迫性障害）、全般性不安症（全般性不安障害）、心的外傷後ストレス障害（PTSD）、社交不安症（社交不安障害）、解離性障害、身体症状症（身体表現性障害）、心身症などがあります。これらは、DSM-5では別項目として分類されていますが、本書ではひとまとめにしています。

　不安症では神経伝達物質であるセロトニンの機能が低下しており、セロトニンに作用する抗うつ薬を中心に治療が行われます。

　不安の症状は、悩んだり、心配になるだけではなく、肩がこったり、眠れなくなったり、イライラすることもあります。気持ちが落ち着かないようであれば、少し話を聞き、安心を与え、気持ちをリラックスさせてあげることが大切です。これは、どの不安症にも有効です。イライラしている人には近づきたくないものですが、そこで声をかけてあげるとその人にとってとても救いになるでしょう。

　不安症の発症は、10〜20歳代前半に集中しています。あくまで症状のはじまり、つまり発症が10〜20歳代前半であり、どの年齢でもみかけます。

　代表的なそれぞれの疾患をざっくりと紹介しましょう。

パニック症（パニック障害）

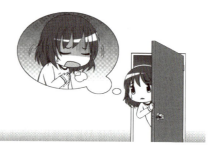

原因なく突然起こる動悸や呼吸困難などの発作と、原因なく突然起こることへの不安（予期不安）がみられます。発作が起こることが怖くなり、大きなイベント会場など知っている人がだれもいなかったり、見当たらなくなる可能性のあるところや、電車やエレベーターといった逃げ出せない場所などに行けなくなる人もいます（広場恐怖）。怒られるなどストレスがかかったときだけパニック発作が出るものは、原因があるためパニック症とはいいません。

強迫症（強迫性障害）

繰り返し強い不安を感じてしまったり、その不安を解消するため、同じ行動を繰り返します。何度も鍵がかかっているかを確認する、いくら手を洗っても繰り返し手を洗ってしまう、などが代表的な行動です。

全般性不安症（全般性不安障害）

なにもかも不安になってしまいます。迂遠になり、簡単な話がとてつもなく長くなってしまいます。発症は30歳代に多いといわれています。

心的外傷後ストレス障害（PTSD）

大災害や大事故など命にかかわる場面に遭遇後、何度もそのことを思い出したり、常に気が張り詰めてしまう疾患です。

社交不安症（社交不安障害）

かつて対人恐怖症といわれていたものです。人に注目され、恥をかくことに強い不安を感じるため、人前で話をしたりすることに強い苦痛を感じたり、人によっては動悸、吐き気、赤面など不安反応が出現

します。人前で顔が赤くなることに恐怖を感じる赤面恐怖も1つの症状です。「人前で」がポイントで、無人島では他者がいないので顔が赤くなっても恐怖に感じません。

解離性障害

記憶がない、意識を失うなどの精神機能に問題を生じるのが解離性障害です。一方で、足が動かないなどの運動機能障害や耳が聞こえないなど感覚機能障害といった身体機能に問題を生じるのが転換性障害です。

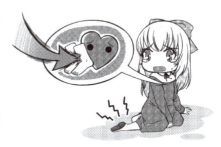

解離性障害と転換性障害を区別せず、併せて解離性障害という場合もあります。ちなみに転換性障害とてんかんは別の疾患です。

最近は心因が必須ではないといわれていますが、おおまかに心が傷つくことを体や意識のどこかの部分が肩代わりしてくれるという解釈でも問題ないと思います。『アルプスの少女ハイジ』のクララが多忙な両親にかまってもらえないストレスを足が肩代わりしていて、いつまでも足が動かなかったのがわかりやすい例として有名です。

解離性障害、転換性障害の発症年齢は症状ごとの違いがあり、老年期の発症は少ない傾向はあるものの、どの年齢でも認めます。

身体症状症（身体表現性障害）

健康に対する過剰な不安（健康不安）から、痛みなどの苦痛を訴える疾患です。「頭やおなかが痛い」などと言い、内科などを受診しても何もみつからず精神科に紹介されるパターンが多いです。

心身症

ストレスが原因で体のどこかが実際に悪くなる（胃潰瘍、高血圧など）疾患で、精神科でも治療を行いますが内科の1つである心療内科がおもな診療科になります。

対応を考えてみよう ▶ 不安症／不安障害

例1 強迫性障害の患者さんが、自分の車の鍵がかかっているかを10分ごとに確認する行為を繰り返しています。あなたの患者さんへの対応で最も適切なのはどれでしょう。

① 確認行為を減らすように促す。
② 車から離れるように院内へ誘導する。
③ 「さっき鍵を自分で閉めていましたよ」と説明する。
④ 趣味やゲームといった別のことをし、リラックスできるようにする。

この強迫性障害ってのは、自分でもおかしいとわかっていてもやめられない。自分で何度も鍵を確認しに行くのはバカバカしいと思っていても、繰り返してしまうんだよね。だから、説得されたり、説明されたりしても「わかってるんだって」って言ってしまいそうになる。だから、気持ちをほかに切り替えられるような状況をつくってもらえると離れられるよ。
強迫性障害だけでなく、ほかの不安な状態のときも、可能なら別のことに気を向けて不安なことばかりに集中しないことが大事だよ。とはいっても気になってしまうこともあるけどね。「別のことに気を向けなさい」って言うのじゃなく、別のことに気を向けられるように方向づけてくれると助かるよ

正解 ④

[参考] 例1:第97回看護師国家試験午前問題146

適応障害

特徴的な症状
気分の落ち込み
パニック発作
素行障害

原因となるストレスがあることで
気分の落ち込みなどが生じる

　適応障害は、ストレスが引き金となる疾患です。気分が落ち込んだり、涙が出たり、不安で常に気が張り詰めた状態になったり、動悸や呼吸困難などのパニック発作が出る人もいます。一方で、素行障害といって人や動物に危害を加えたり、物を壊したり、盗みをしたり、ルール違反をするようになる人もいます。ストレスで気分が落ち込むのであれば、適応障害とうつ病はどう違うのでしょう。適応障害は必ず原因となるストレスがありますが、うつ病はストレス因がなく発症する場合があります。また、うつ病の場合は、抑うつを伴うその他の精神症状5つ以上が2週間ほぼずっと出ていることが診断基準になりますが、適応障害は気分の落ち込みだけが続いている場合でも診断可能です。最初は適応障害でも症状が増えたり長引いたりして、うつ病の診断基準を満たすようになった場合は、うつ病という診断になります。

　同じストレスでも、症状が出る人・出ない人、出ても軽い人・重度の人がおり、こうした個人の脆弱性も原因の1つといわれています。「受験勉強を一生懸命したのに試験で不合格になり、勉強する意欲が落ちた」というのは果たして適応障害でしょうか。診断基準には、「症状の重症度や表現型に影響を与えうる外的文脈や文化的要因を考慮に入れても、そのストレス因に不釣り合いな程度や強度をもつ著しい苦痛」とあるので、正常の反応だととらえる精神科医もいるでしょう。治療は、ストレスから離れたり、対処することがメインとなりますが、このご時世あっさりと離れたり、すぐに対処できるストレスばかりではなく、補助的に睡眠薬や抗不安薬などの薬を使用することも少なくありません。ストレス対処を促すために各精神療法は有効です。

神経発達症（発達障害）

おもな種類
自閉スペクトラム症
注意欠如多動症

発達期に発症する発達の欠如を特徴とする疾患

　近年、発達障害など一部の「障害」とつくものは、名前の響きから「障害児」を連想させてしまい児童や親にショックを与えやすいため、「症」といわれるようになりました。ですから神経発達症という名前を聞くことも増えてくると思われますが、従来の発達障害のことです。

　神経発達症の子どものころからもっている特徴として、代表的なものが知的能力障害（P.80）と、後述しますがコミュニケーションが苦手な自閉スペクトラム症（ASD）／自閉症スペクトラム障害（Wingの提唱した自閉症スペクトラムと呼ぶ人もいます）と、不注意があったり落ち着きがない注意欠如多動症（ADHD）です。社会的にも認知度が上がり、国によるサポートも充実してきています。

自閉スペクトラム症（ASD）／自閉症スペクトラム障害

　従来いわれていた広汎性発達障害である自閉症も、アスペルガー症候群も、すべて同じ疾患であり、出現のしかたに強弱がある連続した帯（スペクトラム）であるという考えかたから、自閉スペクトラム症といわれるようになりました。有病率は1％程度で男性に多いです。
他人の気持ちが理解しにくく空気が読めない、アイコンタクトやジェスチャーなどの非言語的コミュニケーションが苦手、1つのことへのこだわりが強くオタク傾向で変化や不測の事態に弱い、という特徴があります。変化に対する弱さは、失敗から学ぶのが苦手という点にもつながります。音や触られること、においや味に敏感あるいは鈍感であったりする感覚異常もあり、特定の職場でにおいがきつくて働けなかったり、音が騒がしく感じられて働けない人もいます。本人の

処理能力の範疇での段階的な指導や教育が必要になります。

　講演でよく「特効薬のような対応法はないですか」と聞かれますが、多少根気のいる指導が必要と答えています。ただコツはあって、言語よりも視覚のほうが理解しやすいので、話して聞かせるより、絵や記号で説明すると理解が早いです。雑音がない環境で、応用しなくてよい変化の少ない単純な課題から提供していきましょう。

注意欠如多動症（ADHD）

　注意欠如多動症（ADHD）は、集中力がなく、物や予定を忘れやすく、片付けが苦手だったり、計画や時間管理ができない不注意症状と、落ち着きがなくよく席を立ち順番を待つのが苦手な多動性・衝動性を認めます。子どもの5％程度にみられ、男児に多いといわれていますが、大人になると多動性・衝動性が落ち着くこともあり、2.5％程度で男女比がほぼ一緒になってくるといわれています。また、27％程度の自閉スペクトラム症に注意欠如多動症が合併していたとの報告もあります。

　自閉スペクトラム症とは違って空気は読めるものの、約束をすっぽかしたり、衝動的に口を滑らせたりするので社会で失敗することがあります。努力が苦手で飽きっぽく、根気がないようにみえますが、一方でさまざまな対象に興味が向くため、次々といろんなアイデアを出して成功している人もいます。自閉スペクトラム症もADHDも騒がしいところでの作業が苦手ですが、理由はちょっとずつ違っていて、自閉スペクトラム症では音の処理が苦手、ADHDでは気が散るので苦手なのです。

　薬物療法もありますが、原則は予定リストを細かいところまで書いて計画どおりにする工夫や、物の置き場を決めておくなど忘れ物をしない工夫といった行動療法で自信とスキルを身に着けていきます。

症状と対応を考えてみよう ▶ 神経発達症

どんな症状か考えてみよう

例1 自閉スペクトラム症に特徴的なものはどれでしょう。

①重篤な不安発作が繰り返される。
②ボディイメージ（身体像）の障害が認められる。
③非言語的コミュニケーションが適切にとれない。
④声にしていない自分の考えが周囲に伝わるように感じる。
⑤悪気なく気まずい発言をする。

---

①はパニック症（パニック障害）などの不安症（不安障害）、②は摂食障害、③と⑤は自閉スペクトラム症、④は統合失調症ね。
⑤については本文で解説をしているけど、③の非言語的コミュニケーションが適切にとれないっていうのは、例えば目を見て話すことが苦手だったりすることよ。自閉スペクトラム症はコミュニケーションが苦手という特徴以外に、こだわりや感覚の異常がみられるわ。こだわりというのは、ものごとの細部にこだわってしまったり、マニアックな趣味があったりすることが特徴ね。感覚の異常というのは、例えば味覚だと味の好き嫌い、聴覚だと電話の音が聞きにくかったり、宴会などたくさんの人のなかで声が聞き分けられなかったりするわ。音を選別して聞きたい人の声を聞くことがうまくできず、ラジカセやボイスレコーダーで録音したときのように、すべての音が同じ音量で聞こえてしまうの

正解　③と⑤

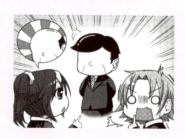

[参考]例1:第101回看護師国家試験午前問題74

例2 注意欠如多動症（ADHD）について正しいのはどれでしょう。

①気が散りやすい。
②片付けがじょうずである。
③計画どおりの実行が得意である。
④自閉スペクトラム症に含まれる。

ADHDは不注意・多動・衝動を特徴とする神経発達症の1つ。自閉スペクトラム症は神経発達症でも別の疾患だよ。ADHDと自閉スペクトラム症を両方もっている人もけっこういるよ。『片づけられない女たち』（サリ・ソルデン著、ニキ・リンコ翻訳、WAVE出版、2000年）で有名になったように、段取りや順序立てることが苦手なので、片づけられないという特徴が出るんだ。
計画を立てたり、計画どおりに行動をすることが苦手で、宿題や仕事の期限に間に合わないということがよく起こるよ。私の場合は、最初に計画した時間の1.5倍くらいかかるから、最近は最初から1.5倍で予定を立てるけどね

正解　①

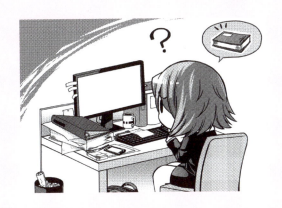

対応を考えてみよう

例3 ADHDの対応で正しいのはどれでしょう。

①メモに頼らないように覚えさせる。
②一度説明した内容は繰り返し説明しない。
③人目につく部屋の中央で作業させる。
④目で見てわかるように図示する。

これはADHDの設問だけど、絵や図で説明することは、うわのそらになって注意して話を聞くことができないADHDにも、説明の意味を理解しにくい自閉スペクトラム症にも有効よ。がんばって集中するのには限界がある。だから、不注意を起こさないように工夫することが大事で、==メモを多用したり、繰り返し確認することが効果的==よ。
部屋の中央など、雑音があったり、視界に動く人が入って気が散りそうな環境よりは、壁寄りの場所といった集中できそうな環境で作業するといいよ

正解 ④

チック症

特徴的な症状
運動性チック
音声チック

18歳未満で発症する
意思とは別の動きをしてしまう病気

　チック症は、意思とは別に急に運動したり、声や音を出したりしてしまいます。まばたきが増えるなど体の一部分が動くものを運動性チック、鼻を鳴らしたり、咳払いや声が出るものを音声チックといいます。運動性チックはビートたけしさんの肩すくめが有名です。

　チックは特にストレスがかかったときに出やすいです。発表の際に緊張して勝手に手がクルクル回る人は、チック症の人の気持ちが少しわかるかもしれませんね。

　発症は18歳未満のため、子どもの精神疾患といわれます。成人になったら軽快していくので、ほとんどは治療が不要です。チック症状は注意を向けると症状が悪化するので、まわりが指摘してストレスを与えることは避けましょう。症状がひどい場合は、抗精神病薬であるハロペリドールを少し使う場合があります。ときにADHDと合併することがあり、一部のADHD治療薬では副作用としてチック症状が悪化します。

アルコール使用障害、アルコール依存症

特徴的な症状
離脱症状
（振戦せん妄など）

精神依存・身体依存を引き起こす
再発の頻度の高い病気

　依存は、心理的にほしいと思う精神依存と、薬物がないと体が離脱症状（禁断症状）を起こす身体依存に分類されます。アルコールは、精神依存も身体依存も引き起こします。アルコール依存症の離脱症状で特に対応が必要なものが、振戦せん妄といわれる断酒後2～4日で出現する離脱症状です。意識障害などのほか、振戦や動悸といった自律神経症状、小動物幻視という虫が見える特徴的な幻視が認められます。振戦せん妄は重篤なものは死亡する場合もあり、医療的な治療が必要になります。がんばってお酒をやめようとして命を落とすなんてことは、絶対に防ぎたい事態です。

　また、アルコール乱用／依存はうつ病を引き起こすこともあり、アルコール依存症は自殺のリスクとの関連性も強いといわれています。

　アルコールの離脱症状は断酒後3日目くらいから出現し、手のふるえ、動悸などが現れますが、重症な場合は死亡する可能性もあるので、病院での治療が必要になります。再飲酒率は80％というデータもあり、一度やめることができても、少しでも飲んでしまうとそこからまた飲酒をはじめます。飲酒の感覚を思い出させるノンアルコール飲料もよくないといわれています。

　帰り道にコンビニの前を通らないなど、飲酒欲求を駆り立てられる場に身を置かないのも大事です。飲み会に誘わないなど、周囲の協力も必要です。酒がなければ酒をがまんする必要もないのです。酒は一生飲まないことが重要です。周囲でサポートする人は、本人が断酒の失敗やアルコールによる失敗をし続けてきたことに共感しつつ、本人に自信を取り戻させ、根気よく治療していくことが大切です。

※近年はアルコール依存とアルコール乱用を合わせてアルコール使用障害と呼ばれるようになっています。

▶第3章 精神疾患：アルコール使用障害、アルコール依存症

対応を考えてみよう ▶ アルコール使用障害、アルコール依存症

例1　アルコール依存症のAさんがある受診日に、「3か月お酒を飲まないでいましたが、昨日また飲んでしまいました」と話しました。看護師であるあなたは、それまで断酒を続けたAさんの努力を認めました。次に、あなたがAさんに話す内容で適切なのはどれでしょう。

① 「意志を強くもたないといけません」
② 「昨日はなぜ飲みたくなったのですか」
③ 「3か月がんばったから、少しくらいはだいじょうぶです」
④ 「家族の信頼を失うようなことをするのはやめましょう」

このアルコール依存症ってのはともかく再発しやすいのが問題で、俺自身も断酒4回目なんだ。断酒会仲間では10回目ってヤツもいたな。
ダメってわかっていても、生活をしていたらいろんなことがあって、いつの間にかまた飲んでいるってパターンが多い。このパターンは誰の話を聞いても口をそろえて言う。飲酒は頭ではダメだとわかっているから、次また断酒できるように話を聴いてくれたり、支えてくれるとまたがんばらなきゃって気がわいてくるな。
アルコール依存症は、通院を続けるだけでも治療になるって言ってる先生もいるくらいだからな。体の病気も合併することが多い疾患だし、何よりもまずちゃんと病院とつながっていることが大事らしいぜ

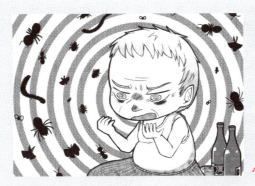
小動物幻視

正解　②

[参考]例1：第101回看護師国家試験午後問題120

睡眠障害

おもな種類
不眠症
過眠症

不眠は
精神異常を知らせるサイン

　睡眠障害は眠れないだけではなく、眠りすぎるものや、眠る時間帯がずれるもの、眠る時間は問題ないが眠っているときに問題行動を起こすものがあります。

　眠れないのは、みなさんもご存じの不眠です。不眠は、非常に多くの精神疾患で出現する精神異常を知らせるサインです。精神疾患があれば不眠があるというのは大げさではないですが、逆のことは言えず、不眠があるから何らかの精神疾患があるわけではありません。ほかの精神疾患がなくても、不眠が出現している場合が不眠症です。

　睡眠は、7時間が一番長生きできるというデータも多数あり、健康にかかわる重要な要素です。不眠の治療のメインは、睡眠薬と睡眠教育になります。

　芥川龍之介など、著名人が睡眠薬で自殺をした話もあり、睡眠薬は自殺に使われるイメージがある人もいるでしょう。昔の睡眠薬は危険な系統の薬剤であったため自殺は容易でしたが、近年の睡眠薬は安全性が増しています。睡眠薬を使い始めると依存になってしまうという人がいますが、依存性の低い睡眠薬も開発されています。睡眠薬は医師の指示を守って必要量を、必要な期間だけ使用することが重要になります。

　睡眠教育の例としては、後述する厚生労働省から出ている睡眠指針（健康づくりのための睡眠指針2014）があります。

不眠症

　不眠症の原因がないものを原発性不眠症といいます。うつ病など精

神疾患が原因のものや、カフェインなど薬物が原因のもの、身体疾患の苦痛によるもの、嫌なことがあったなどが原因の心理的なものがあります。ほとんどの精神障害は不眠が出現するので、不眠は一種の精神不調の指標ともいえます。

夜に足がむずむずして眠れない不眠を むずむず脚症候群 、夜勤や夜ふかしで遅寝遅起きになるものを 睡眠相後退症候群 といいます。

過眠症

過眠症には、睡眠発作（突然強い睡魔に襲われる）や入眠時幻覚（眠りに落ちるときに怖い幻が出る）が特徴的な ナルコレプシー 、肥満で寝ているあいだに空気の通り道（気道）が閉塞することなどが原因で、日中の眠気と激しいいびきが特徴の 睡眠時無呼吸症候群 などがあります。

体質的に睡眠効率が悪く、日中に眠くなる人もおり、神経発達症の人は特にその傾向が強いです。

その他の睡眠障害

普通、夢を見ているときには体の筋肉は動かないしくみなのですが、そのしくみが障害され、夢のとおりに動き出すのが レム睡眠行動障害 です。

夢中遊行症（夢遊病） は子どもに多く、起きたら記憶がありませんが、レム睡眠行動障害は比較的高齢の成人に多く、起きたときにも夢の記憶があります。

不眠は特別な症状ではない
原因の除去と日常生活の工夫でまずは改善してみよう

厚生労働省から「健康づくりのための睡眠指針2014」が発表されており、「睡眠12箇条」が示されています。よりよく眠るための因子として、日中の適度な運動、睡眠前にぬるめの入浴などでリラックスすること、無理に眠ろうと意気込まないこと、規則正しい生活をして

夜更かししないことなどが挙げられています。

　不眠を引き起こす因子として、寝る直前の激しい運動、夜食、飲酒、タバコ、カフェイン（コーヒー、緑茶、紅茶、ココア、栄養・健康ドリンク剤など）、明るい白っぽい光、寒すぎたり暑すぎたり湿度が高すぎること、寝床で長時間ゴロゴロ過ごすことが挙げられています。

　飲酒は、寝入りはよくなるものの、睡眠が浅くなったり、途中で目覚めたりして体が休めず翌日に疲労が残るので、睡眠目的での飲酒はやめましょう。私は酒を飲んだ翌日に元気があふれている人を見たことがありません。

　成人の20％程度の人に不眠がある報告もあり、不眠は特別な症状ではありません。日常での工夫によっても改善されない場合は、精神科などで相談することも大切です。

健康づくりのための睡眠指針2014（睡眠12箇条）

1. よい睡眠で、体も心も健康に
2. 適度な運動、しっかり朝食、眠りと目覚めのメリハリを
3. よい睡眠は、生活習慣病予防につながります
4. 睡眠による休養感は、心の健康に重要です
5. 年齢や季節に応じて、昼間の眠気で困らない程度の睡眠を
6. よい睡眠のためには、環境づくりも重要です
7. 若年世代は夜更かし避けて、体内時計のリズムを保つ
8. 勤労世代の疲労回復・能率アップに、毎日十分な睡眠を
9. 熟年世代は朝晩メリハリ、昼間に適度な運動でよい睡眠
10. 眠くなってから寝床に入り、起きる時刻は遅らせない
11. いつもと違う睡眠には、要注意
12. 眠れない、その苦しみを抱えずに、専門家に相談を

▶第3章 精神疾患：睡眠障害

対応を考えてみよう ▶ 睡眠障害

例1 55歳の女性Aさんは専業主婦です。身体に障害はなく、特にかかっている疾患もありません。健康診査で生活状況を尋ねられ、「体調はよいけれど眠れないことだけが悩みです。夜、布団に入ってもなかなか眠れないし、明け方に目が覚めてそのまま眠れない日も多いです。眠る時間が年々短くなってきているように感じます」と話しました。Aさんへの指導内容で適切なのはどれでしょう。

①午前中に太陽の光を浴びる。
②熟眠感を得るために飲酒をする。
③興奮を防ぐため日中は運動させない。
④朝、起床が困難な場合はそのまま寝ていてよい。

お酒はやめておいたほうがいいよ、途中で目覚めるし、朝なんかだるいし。日中の生活リズムは大事、昼夜逆転になってしまうからね。寝る前の運動は興奮するからいけないけど、日中はある程度動いて疲れたほうが眠りやすいよ。
日光を浴びると体が目覚めるので、朝起きたらカーテンを開けてちゃんと日光を取り入れてね。ほら、学校で教室が暗くなったら眠くなることあったでしょ。人間って暗いと眠くなるようにできてるんだって。メラトニンって物質が作用しているって先生に教えてもらったんだけど、体って不思議だね

正解 ①

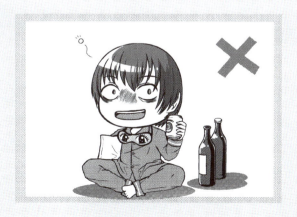

[参考]例1：第99回看護師国家試験午後問題59

摂食障害

おもな種類
神経性やせ症
神経性過食症

病的にやせてしまう神経性やせ症
過食と代償行為を繰り返す神経性過食症

　摂食障害は、ガリガリにやせる神経性やせ症（いわゆる拒食症）と、過食と体重が増えないための嘔吐などの代償行為が特徴的な神経性過食症に大きく分けられます。女性の生涯有病率は神経性やせ症で0.9％、神経性過食症で1.5％といわれています。

神経性やせ症

　神経性やせ症は神経性無食欲症や神経性食欲不振症（神経性食思不振症）ともいわれ、めやすとして、BMI*18以下くらいからといわれています。実際には体重20kg台で餓死した人もいます。本人には異常という認識がなく危機意識がないため、体重20kg台にもかかわらず0.1kgでも減ったら危機を感じるどころかとても喜びます。体型の認識の障害（ボディイメージの障害）があり、「鏡に映った自分の姿が肥満女性に見える」と表現する人もいます。0.1kgでも増えたら、「自分はダメな人間だ、死んでしまいたい」と思うほど肥満への恐怖があります。

　食事をとることや体重を増やすことの説得はほとんど効果がありません。低い自己評価に対してはたらきかけることが必要になり、体重が改善したとしても、定期的で持続的な治療方針を本人と話し合っていくことが重要です。若い人に多いこともあり、心理的に未熟な人も多く、少しずつ自分の思いを話せるようになってよくなっていくなど、

★ BMI
body mass index：体格指数。肥満度の判定方法で、体重（kg）／身長（m）^{2}で求められる。18.5以上25未満が普通体重とされる。

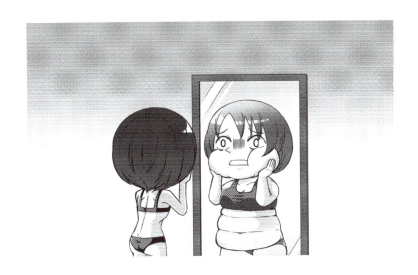

コミュニケーションをとれるようになって自信がついていくケースもみられます。

神経性過食症

　神経性過食症は、じつは過食するというだけの疾患ではありません。過食だけの場合は過食性障害といい、神経性過食症は過食のほかに、太らないようにする代償行動を認めるという2つ目の特徴があります。

　代償行動をする人は、食べ吐きや下剤使用など「食べて出すタイプ」と、絶食や激しい運動など「出さずに落とすタイプ」に分かれます。診断基準では過食および代償行為の頻度は週1回以上といわれています。一過性であれば、女子大学生の約20%が経験しているという報告もあります。

　一度胃の中に食べ物を入れているので、ある程度おなかの中に食べ物が流れて栄養がとれることもあって、神経性やせ症のように餓死することはほぼありません。神経性やせ症より明らかに患者さんは多いものの、抗うつ薬や精神療法で治療効果がみられる場合も多く、軽症のイメージが強いのか、話題にのぼることが少ない疾患です。

対応を考えてみよう ▶ 摂食障害

例1 19歳の女性Aさんは、身長160cm、体重35kgで、神経性やせ症と診断されています。入院後、食事を少しずつ食べ始め、体重が増加してきました。ある夜、Aさんはナースステーションに来て看護師であるあなたに、「お母さんみたいになりたくないから、子どもを産みたくない。お母さんを見ているとイライラする」などと話しました。このときのあなたの対応で適切なのはどれでしょう。

① 「お母さんに言いたいことがあるなら伝えますよ」
② 「自分の気持ちを表現できるようになりましたね」
③ 「夜は興奮するから話さないで早く寝ましょう」
④ 「将来のためにもっとご飯を食べましょう」

神経性やせ症の方への適切な声かけは、受け止めてあげることが大事です。細くて美しいモデルさんのようになろうとする、過剰なダイエットの流行が原因だと世間ではうるさく言われていますが、この事例のような、成長することへの拒否、人間関係の葛藤、不適切なストレス対処行動などさまざまな要因があります。
神経性やせ症は治療が難しい疾患で、この問題はどちらかというと、どれが治療効果があるというより、どの声かけがNGではないか、という問題になっています。神経性やせ症は思春期に多く、繊細な人が多いのも事実です。「体重が増えてよかった」のような太ることをイメージさせる声かけや、安易に注意するような対応は避けましょう

正解 ②

[参考] 例1:第95回看護師国家試験午後問題87

パーソナリティ障害

特徴的な症状
著しく偏ったパーソナリティ

常識的な受け止めかたができず、感情が不安定
コミュニケーションに問題があり、衝動が抑制できない

　パーソナリティは「人格」と訳されますが、意味合いとしては「性格」とほぼ一緒です。人口の 10 ～ 15％は何らかのパーソナリティ障害をもつという報告があります。また、人口の 77％はパーソナリティ障害とはいわないまでもその要素をもつという報告もあり、一部の特徴だけ当てはまる人も多いでしょう。パーソナリティ障害と診断する前提として、次の①～④のうち2つ以上が存在します。

①**認知の偏り**（受け止めかた、解釈が常識的ではない）
②**感情性**（怒りや不安のコントロールがうまくいかず感情が不安定）
③**対人関係機能**（脅したり騙したりなどコミュニケーションがおかしい）
④**衝動の制御**（リストカットや大量服薬、薬物乱用、他者への攻撃など）

例えば産婦人科の先生に、
「元気な赤ちゃんが生まれてよかったですね」
とほほえまれたら、普通なら
「ありがとうございます」
と言うと思います。ところが認知の偏りがある人ではその返事が、
「え、その愛想のいいのは医療ミスを隠してるんじゃないんですか」
などと受け止めるということです。いろいろな業界で「モンスター○○」と呼ばれるような病的クレーマーがいますが、その人たちの行動をみているとパーソナリティ障害と似たような言動が発見できることが多々あります。

「風変わり」「トラブルメーカー」「不安が強い」の３つに分けられるパーソナリティ障害

　パーソナリティ障害はDSM-5でA～Cの3群に分けられており、さらに10種類に分類されます。10種類を挙げてみましょう。

「変わり者」のA群
①被害意識が強い猜疑性（妄想性）パーソナリティ障害
②孤独で静かであることを好む、まるで統合失調症の陰性症状のような統合失調質（シゾイド）パーソナリティ障害
③奇妙な思考をもちオカルト風な統合失調型パーソナリティ障害

「付き合いにくい人」のB群
④暴力的で社会のルールを守らない反社会性パーソナリティ障害
⑤情緒不安定で、激しい怒りと気分の落ち込みで他人や自分を傷つける境界性パーソナリティ障害
⑥周囲の注目を集めるために、嘘や誘惑を繰り返す演技性パーソナリティ障害
⑦偉そうで自信満々で、他人の幸せはどうでもいいナルシストの自己愛性パーソナリティ障害

「自分で悩む人」のC群
⑧自信がなく失敗を恐れ、評価を受けそうな場面を拒絶する回避性パーソナリティ障害
⑨依存的で自立心がなく、自分で決断できず常に誰かにくっついて、「冷たい」が口ぐせの依存性パーソナリティ障害
⑩がんこできちょうめん、完璧主義で柔軟性に欠け、今までどおりのやりかたから変化ができない強迫性パーソナリティ障害

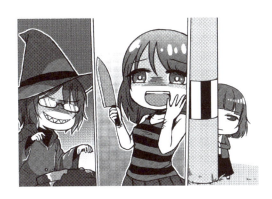

特にトラブルを起こしやすいのはB群
日常的に遭遇しやすいのは境界性と自己愛性

　トラブルを起こしやすいB群のなかでも、境界性パーソナリティ障害はリストカットや大量服薬などを繰り返します。女性に多く、有病率は1～2%といわれています。見捨てられることへの不安が強く、自分と相手の価値観が一緒であると思ってしまいます。過剰な期待のため、相手を理想の人と思います。期待どおりにならなかったことへの怒りが激しく、「信頼していたのに裏切られた」と言います。

　恋愛では、最初は、彼氏も王子様扱いされいい気分になるのですが、しだいに重く感じ、別れ話をしたら包丁を突きつけられたなんて話はよく聞きます。

　本人の情動を安定させるためには、過剰な期待をさせない適切な距離と、いつも変わらぬ適度な接しかたがポイントになります。また、話がコロコロと変わるので、よく「言った」「言わない」のトラブルになりやすいです。そのため、記録と確認が大事になります。

　一方で、職場でトラブルを起こしやすい自己愛性パーソナリティ障害は男性に多く、ほかの人をうつに追い込むことが多いです。負けず嫌いなのは長所なのですが、ほかの人の手柄や利益を横取りしたり、自分の保身しか考えなかったり、嫉妬のために足を引っ張ったりします。仕事ではヨイショしつつ、対抗心が芽生えそうな共通の話題をもたずあまりかかわらないようにすることも考えましょう。

症状と対応を考えてみよう ▶ パーソナリティ障害

どんな症状か考えてみよう

例1 21歳の女性Aさんは、境界性パーソナリティ障害と診断され入院しています。病室内でたばこを吸ったり、病棟の規則を守らないので、ほかの患者さんから苦情が出ていました。あるとき、主治医との契約で外出が禁止となっていたAさんが、同室の患者さんと喫茶店に出かけようとしていました。それを見た看護師が注意すると、病棟のホールにあった花瓶を床にたたきつけて割ってしまいました。花瓶をたたきつけたAさんの行動の評価・解釈で適切なのはどれでしょう。

①行動を制しようとした看護師への反発
②契約を破った罪悪感の置き換え
③抑えきれない怒りからの衝動行為
④自己アピール

毎日しんどいし、死にたくなるし。「よくなるように入院しましょう」って言われて入院したけど、タバコもダメ、携帯もダメ。こんな環境だとよくなるより、よけいに悪くなってしまう。病院だからって説明されてるのはわかんなくもないけど、いろいろ考えてたら無性にイライラしてきてしまって、つい怒りが止まらなくなるんだよね。この異常にキレるのが診断基準の1つなんだって。
どうせ理解されないし、信頼したらバカをみるのはこっちだしって思うけど、心のどこかで「こんなに苦しんでるのをわかってほしい」と思っている自分もいる。わかってもらえないと、見捨てられた、孤独になった、もうどうでもいいってなってワーッてなる。どうでもいいってなってるのに「もう死にます」とかわざわざ彼氏にメールを送る自分もいるし。で、言ってることややってることをコロコロ変えるなって怒られるし。自分でも抑えられないこの感情の嵐をなんとかしてほしいよ

正解 ③

[参考] 例1：第90回看護師国家試験午後問題55

対応を考えてみよう

 19歳の女性Aさんは、境界性パーソナリティ障害のため通院していましたが、不眠の悪化、家族に対する暴言と暴力、家具などの衝動的な破壊行為の激化がみられていました。Aさんは、シャープペンシルの先で手首を傷つけ、それを看護師であるあなたに見せに来ました。傷は浅く、出血はほとんどありませんでした。Aさんの状態に対するアセスメントで適切なのはどれでしょう。

① Aさんの状態は悪化しており、すぐに入院が必要である。
② 気持ちを行動で表現できており、衝動性は改善している。
③ Aさんの状態は深刻であり、持ち物の管理の強化が必要である。
④ 気持ちをいったん行動化したが、その後、支援者に訴えている。

 言葉で表現するより、すぐ衝動的になってしまうのよ。これは自分のなかでおさまりきっていないからみせたパターンね。「そっかー、つらかったんだね。心配だから、今度から傷つけたりはやめようね」とかなんとか言われて「はぁい」ってなる流れが多いかな。
やさしくされるのはうれしいけど、やさしすぎるのはやめてね。「今日は忙しいから」とか言ってないがしろにされたら、「裏切られた」って思ってまた自傷しちゃうから。==一定の関係がいいよね。==こっちがわかりっこない相手の都合で距離感を変えられるより、よっぽど安心できるわ

正解 ④

[参考] 例1：第94回看護師国家試験午後問題87

器質性精神障害、症状精神病

特徴的な症状
原因によって症状が異なる

体のどこかがダメージを受けて精神症状が出てくる

　交通事故で頭をけがしておかしなことを言い出す、ウイルス性脳炎になりウイルスの影響でおかしなことを言い出すなど、脳そのものにダメージがあって起こる精神障害を器質性精神障害といいます。アルツハイマー型認知症や血管性認知症などの認知症も器質性精神障害に含まれます。かつて梅毒の末期に精神症状が出現していましたが、これも感染症による器質性精神障害です。

　肝機能障害や甲状腺機能亢進症、甲状腺機能低下症、副腎皮質機能亢進症などの脳以外の体の障害で起こる精神障害を症状精神病といいます。ホルモンバランスが崩れたりすると気持ちのアンバランスにつながることを例に挙げると、精神疾患が脳の異常だけではないのはおわかりいただけるでしょうか。

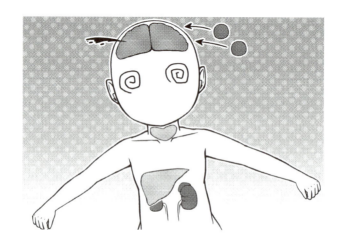

COLUMN 2

てんかんについて

現在は小児科や神経内科で治療を行う

てんかんは小児の病気だと思われがちですが、高齢者にも認めます。原因がわかるものを症候性てんかん、はっきりと原因がわからないものを特発性てんかんといいます。

小児では、出生時の脳の損傷や先天性代謝異常、先天性奇形など原因がわかるてんかんもありますが、はっきりと原因がわからないてんかんが多いです。

高齢者では脳出血や脳梗塞、アルツハイマー型認知症などが原因の症候性てんかんが多いです。高齢者で問題となる脳の部位は側頭葉が多く、側頭葉が問題のものを側頭葉てんかんといいます。

旧来てんかんは精神疾患と思われていた時期があり、精神科でも治療を行っていましたが、現在は小児科や神経内科で治療が行われることが多くなっています。

てんかんのすべてで意識消失が生じるわけではない

てんかんの症状は、けいれんだけではありません。てんかんで精神症状が出るものをてんかん精神病といい、幻覚や妄想が出現します。

てんかんには、意識障害のあるものと意識障害のないものがあり、意識障害中はできごとが記憶に残りませんし、逆に意識障害がないものは「てんかんが起こっている間は危ないので座ってじっとしています」と自ら対処できる人もいます。

つまり、てんかんのすべてが報道される例のように運転中に意識を失って事故を起こすものばかりではありません。治療がうまくいってここ数年てんかん発作が出ていないという人もたくさんいます。

てんかん精神病は精神科で治療が行われ、ときに神経内科とのリエゾン医療（連携して医療を提供すること）の対象となります。

COLUMN 3

性の問題（性別違和など）

まとめて取り扱われるが
LGBとTは別の問題

　LGBTという言葉で近年認知が進んできていますが、女性同性愛者（Lesbian）、男性同性愛者（Gay）、両性愛者（Bisexual）、性別違和（性同一性障害、Transgender）など、性に関する多様性が存在します。LGBTの人は7％程度いるというデータがあります。

　LGBは性指向（恋愛の対象）の問題、Tは性自認（自分の性をどのように認識するか）の問題です。性に関するマイノリティということでまとめていわれる場合がありますが、実際は別の問題です。Tは性別適合手術などの医療的介入を必要とする人もいます。

本人の特性であり
生きかたを尊重する流れに

　LGBTは病気ではありません。そのため、本書では精神疾患と同列に並べず、あえてコラムという枠でお伝えします。歴史的には、「異性愛＝正常」「同性愛＝異常」という認識で、宗教などで弾圧・迫害されてきた背景があります。病気として認識されることで排除すべき異常者でなく、助ける対象になったというみかたもあります。近年、LGBTは本人の特性であり、病気ではないと認識されるようになってきています。医療現場でも異性愛になるように治療するのではなく、病気という認識から本人の生きかたを尊重するという次のステージに変化していきつつあります。

　近年の学校現場でも、男性なら学ラン、女性ならセーラー服というように見た目の性によって規則をつくるのではなく、制服を中性的なものも選択できるように配慮したり、髪の毛の長さの規制を緩和したりするなど、配慮がなされるようになってきています。

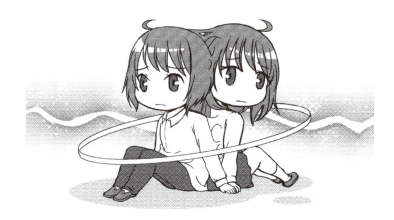

第4章
代表的な治療

精神疾患の治療は、
環境調整、精神療法、薬物療法を3本柱として行います。
疾患ごとに有効な治療法が異なるため、
どんな治療が行われるのか、
基本をおさえておきましょう。

環境調整

　精神医療における3本柱として、心理（精神療法）・生物（薬物療法）・社会的側面（環境調整）からの治療が総合的に行われます。精神療法は135ページ、薬物療法は141ページで解説しています。

　環境調整は、会社でのメンタルヘルスの取り組みのように職場環境にアプローチするものや、家族の疾患への理解をすすめて、日々の生活を過ごしやすくするという周囲への環境調整もあります。

　制度面では、生活保護や障害者手帳、障害年金、自立支援医療、介護保険など、申請するとお金や医療費などの割引、在宅などのサービスを受けられるしくみがあります。

　また、就労継続支援（かつては「作業所」といわれていました）やデイケア、デイサービス、訪問看護など、通所や訪問などで社会で適応できるように、訓練や練習やリハビリテーションを行うしくみもあります。これらは、重症度によって利用できるものとできないものがあります。このような社会で整備された援助を組み合わせて、日々の環境を整えていきます。

　平成28（2016）年4月1日から障害者差別解消法では利用者に対して、障害者雇用促進法では就業者に対して合理的配慮★という取り組みが開始されました。また、平成30（2018）年4月1日には障害者雇用促進法により、精神障害者が雇用義務の対象になるなど、社会での受け皿の拡張が進んでいます。

★合理的配慮
障害のある人から、社会の中にあるバリアを取り除くために何らかの対応を必要としているとの意思が伝えられたときに、負担が重すぎない範囲で対応すること（事業者においては、対応に努めること）が求められるもの。重すぎる負担があるときでも、障害のある人に、なぜ負担が重すぎるのか理由を説明し、別のやりかたを提案することも含め、話し合い、理解を得るよう努めることが大切になる。合理的配慮の具体例としては、障害のある人の障害特性に応じて座席を決める、意思を伝え合うために絵や写真のカードやタブレット端末を使うなどがある。

精神療法

　精神療法は、患者さんの心理にはたらきかける治療法です。精神療法は精神科治療の醍醐味ともいえるものです。「前の先生とは相性が合わなかった」と言う患者さんもおられます。精神科医が行うものを精神療法、臨床心理士（または公認心理師）が行うものを心理療法ということもあるようですが、厳密に違いを気にする必要はありません。

　精神療法は医師の経験や治療方針が反映されやすい側面があります。日本では時間をかけて精神療法を行うようには国が定めていません。現在行われている精神療法のほとんどは、基本的に1人の患者さんの診察に7分かけても28分かけても医療費は同じなのです。認知行動療法など一部の特殊な精神療法は、少しだけ医療費が高めに設定されていますが、採算がとれず、導入できない医療機関がほとんどです。

　精神療法にも、支持的精神療法（P.136）や認知行動療法（P.138）など種類があります。有効な疾患も違いますし、日進月歩、精神療法は新しい手法が研究されていますし、じつははやり廃りもあったりします。

　精神療法に関する職業としては、精神保健福祉士、心理療法に関する職業としては臨床心理士（または公認心理師）があります。

精神療法

支持的精神療法
[しじてきせいしんりょうほう]

適応されるケース 多くの精神疾患に適応される

多くの精神疾患に有効な治療法
相手の心情を聞くことが大切

　支持的精神療法はカウンセリングの元となる精神療法です。相手の話をよく聞き（傾聴）、受け止め（受容）、相手の心情を支持・尊重する（共感）という精神療法です。患者さんは誰かに話をすることで気づき、心がまとまり、癒やされていきます。ほとんどの精神疾患に有効な精神療法ですが、境界性パーソナリティ障害は話を聞きすぎると理想化が進み悪化する場合があるため、適度な加減が必要です。

　詳しく内容を聞くというより、「あなたはそう思っているのですね（You feel so.）」と相手の心情を聞くことが大事です。聞き手が関心をもっている話を聞くことではなく、話の主人公である話し手の話したいことを聞くのです。「私もそれ好き！（I think so.）」といったような「私も」という口ぐせは、相手の話ではなく自分の好みの話にすり替えているととらえられてしまうため、相手によく思われない場合があります。英語にして主語に注目したら一目瞭然、あなた（You）のことを思って話をしているのか、私（I）のことを聞いてほしくて話をしているのかわかりますよね。

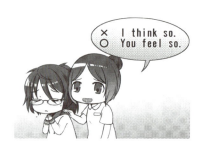

× I think so.
○ You feel so.

精神分析療法
［せいしんぶんせきりょうほう］

適応されるケース 不安症（解離性障害、強迫症）P.105 など

治療者との対話から
隠された患者さんの背景を分析する

　精神分析療法は、名前は有名ですが、有効となるのは解離性障害や強迫症など一部の精神疾患に限られます。逆に、統合失調症には症状を悪化させる可能性があるため禁忌とされており、適応範囲が限られた精神療法です。

　分析ではないのですが、心的外傷後ストレス障害（PTSD）ではショックなできごとを深掘りして思い出させると悪化させることがあり、現在ではすすめられていません。友だちが亡くなった現実を受け入れさせるため、その事実を思い出させるという手法は過去のものになったということですね。

精神療法

認知行動療法
[にんちこうどうりょうほう]

適応されるケース うつ病 P.92／不安症 P.105／統合失調症 P.98

物事のとらえかたのバランスを整える

　認知行動療法は、認知（物事のとらえかたや解釈）をバランスのいいものにして、適応しやすい行動を促していく治療法です。
　代表的な例として、
「友だちにあいさつしたけれど、返事が返ってこなかった」
という事象に対して、
●無視されたと感じて怒る人
●重要と思われていないと感じて悲しむ人
●聞こえなかっただけだとスルーする人
　など、さまざまな受け止めかたをする人たちがいます。この受け止めかたにおいて、自分にはどんなクセがあって、今後一番心穏やかに過ごすにはどういう方向にクセづけしたらいいかを考えていきます。
　うつ病や不安障害でよく用いられますが、統合失調症や神経発達症などいろいろな疾患に適応が広がっています。

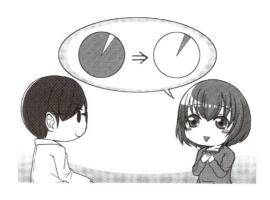

▶第4章 代表的な治療：精神療法

精神療法

集団精神療法
[しゅうだんせいしんりょうほう]

適応されるケース アルコール依存症 P.116／摂食障害 P.122

同じ問題を抱える人たちと話し合い
自己効力感を高める

　集団精神療法は、ほかの人と同じ時間に同じ場所で一緒に治療に参加することで、コミュニケーション能力の向上や現在抱える精神的な問題の改善などを図る治療法です。

　代表的なのはアルコール依存症や摂食障害ですが、うつ病、不安症、統合失調症などさまざまな疾患で行われます。アルコール依存症では断酒会が有名です。自分だけではなく仲間と一緒に治っていく安心感、知らなかった知識が得られること、他人に知識を与えることで、厄介者扱いされていた自分が人の役に立っているという自己効力感、同じ病気の仲間が治っていく希望などが患者さんを治癒させるといわれています。

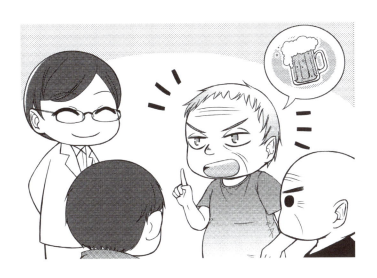

| 精神療法

心理教育
［しんりきょういく］

適応されるケース 多くの精神疾患に適応される

自分で適切に対応できるように正しい知識を提供する

　心理教育とは、患者さんや家族に、精神疾患や治療についての知識を専門家が伝えることです。疾病（しっぺい）教育といわれることもあります。
　心理教育のおもな目標は、次の2つです。
①病気の（悪化の）サインを理解すること
②悪化時に自分で対応ができるようになること
　「自分で対応ができる」というのは、適切なときに病院に助けを求めることができることも含まれます。症状が悪化したからといって自己判断で薬を増やしたりするのは危険であり、これは自分ですべき対応ではありません。本人だけでなく家族にも疾患の説明をきちんとすることで、不測の事態への対応能力が向上し、自宅でより安心して過ごせるようになります。家族を叱るのではなく、家族に協力してもらえるように説明をします。

薬物療法

　精神療法のところでも少しお話しましたが、国が定めた医療費の関係で診察時間が限られているため、薬物療法を併用して治療が行われることがほとんどです。薬物療法のメリットは、薬の選択は精神科医の技量が問われるものの、薬の効果は日本全国全世界共通であることです。私のところにも留学生の方が、留学中は日本で薬を出してほしいと診察に来られていました。

　精神科で使われる薬は種類があります。代表的な薬と疾患の組み合わせは以下のとおりです。

- うつ病や不安症に使われる……………抗うつ薬
- 躁うつ病に使われる………………………気分安定薬
- 統合失調症に使われる…………………抗精神病薬
- 認知症に使われる…………………………抗認知症薬
- ほぼすべての疾患の不安に使われる…抗不安薬
- ほぼすべての疾患の不眠に使われる…睡眠薬
- てんかんに使われる………………………抗てんかん薬

　効果については、睡眠薬や抗不安薬のように30分程度で効いてくるものもあれば、抗うつ薬のように10日〜2週間程度待たないと効果がはっきりしないものもあります。

　また、躁うつ病や統合失調症など、疾患によっては薬物療法を続ける必要があります。うつ病はよくなって1年程度は薬物療法を続けることが推奨されています。

精神科の薬の副作用の特徴をつかむコツ

　医師や薬剤師レベルでないと、どの薬でどんな副作用が出るかを覚えきるのは大変です。抗うつ薬でも抗精神病薬でもドーパミン受容体、ノルアドレナリン受容体、セロトニン受容体、ヒスタミン受容体、アセチルコリン受容体など、さまざまな受容体に影響するものがあるので、共通の副作用が出るものも多くあるからです。ですから、どの薬でどんな副作用と1つずつ覚えるより、「精神科の薬はだいたいこんな感じの副作用が出る」と把握しておくのがいいと思います。

　非医学的ですが、精神科の薬の副作用をざっくりと分けると次のようになります。

①飲んで眠くなったり、体が動きにくくなったり、ふらついたりして転倒するパターン
②便秘や下痢、吐き気など胃腸にくるパターン
③喉が渇いたり、尿が出にくかったり、体液系にかかわるパターン
④食欲が出すぎたり、興奮しはじめたり、精神症状が悪化するパターン
⑤その他

　どんな薬でも飲んでおかしいと感じたら、受診が必要です。処方されたクリニックが休みだったら地域の内科病院でもほかのメンタルクリニックでもいいので受診することが大事です。高齢者は副作用が出やすいので注意が必要で、特に睡眠薬は転倒しやすくなるため、リラックスさせるなどほかの方法をまず試してからになります。

　次のページからは薬それぞれの副作用をみていきましょう。

抗精神病薬
[こうせいしんびょうやく]

適応されるケース 統合失調症 P.98 ／うつ病 P.92 ／躁うつ病 P.95

主流は非定型抗精神病薬
副作用の錐体外路症状に注意

　従来、統合失調症の治療薬であった抗精神病薬は、ドーパミン以外にもセロトニン、アセチルコリンなどさまざまな受容体に作用することが知られており、副作用の種類も多くあります。

　現在はうつ病、躁うつ病の治療薬として使われるものもあります。非定型抗精神病薬が現在の主流であり、過去の主流であった定型抗精神病薬は副作用が強いため、あまり使われなくなっています。

　おもな作用であるドーパミン受容体を遮断する作用は、副作用として錐体外路症状を引き起こします。本書のなかで錐体外路症状のすべてを説明できるわけではありませんが、ドーパミン作用が低下しているパーキンソン病の症状と類似の副作用である薬剤性パーキンソニズムをきたすと理解すると覚えやすいでしょう。

　薬剤性パーキンソニズムは、振戦（手のふるえ）、筋固縮（筋強剛）、歩行障害、嚥下困難などがあります。地域のスーパーマーケットなどで高齢者が、前かがみでペンギンのようにチョコチョコ歩いている姿を見たことはないでしょうか。おそらく何らかの原因によるパーキンソニズムと考えられます。高齢者は薬剤の副作用が出やすく、転倒につながるリスクがあるため注意が必要です。

　そのため、抗精神病薬ほどの副作用ではありませんが、ドーパミン拮抗作用のある吐き気止めも注意が必要です。

パーキンソニズム以外の錐体外路症状

　ほかに重要な錐体外路症状としては、急性ジストニア、アカシジア、遅発性ジスキネジアがあります。

　急性ジストニアはおもに、首から上の筋肉が意思とは関係なく収縮し突っ張る症状です。首が後ろに引っ張られるように突っ張ったり、目にかかわる筋肉が突っ張るために眼球上転を認めます。

　アカシジアは静座不能といわれ、気持ちが落ち着かず、手足がムズムズしてじっと座っていられないという症状です。夜間に足がムズムズして眠れないむずむず脚症候群は、ドーパミンをはたらかせるドーパミン作動薬で改善します。アカシジアもドーパミンに関連する類似のメカニズムと考えられます。

　遅発性ジスキネジアは、おもに口周囲の筋肉が意思とは関係なく動く不随意運動です。高齢者が口をもぐもぐさせているのを見た人もいるかもしれません。あれは脳血管性のジスキネジアであり、動きとしては似たようなイメージをしてもらうとよいでしょう。遅発性ジスキネジアはほかの副作用と違い、薬を飲み始めてから３か月以降に起こります。遅発性ジスキネジアは治療が困難であることも特徴です。

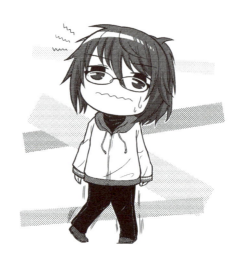

多様な副作用が存在する
抗精神病薬

　ドーパミン受容体を遮断する作用として、乳汁分泌ホルモンの高値（高プロラクチン血症）による乳汁分泌が起こります。これは、普段はドーパミンがプロラクチン分泌を抑えるはたらきをしているからです。乳汁分泌ホルモンの高値の結果、無月経・生理不順も起こります。赤ちゃんに母乳をあげる時期に妊娠をすると困ることからも、母乳が出ているときに無月経が起こるのは理屈にかなっています。

　悪性症候群は解熱剤が効かない38℃以上の高熱、錐体外路症状、頻脈や発汗などの自律神経症状を主症状とします。発生頻度は高くないものの、致死率が高く、早期の対応が必要になってきます。ほかには褐色尿という色の濃い尿が特徴で、血液検査ではクレアチンキナーゼ（CK）が上昇します。パーキンソン病治療薬の中止でも起こることから、体内でドーパミン作用が低下することで起こるメカニズムと考えられています。

　ドーパミン遮断作用以外にも抗精神病薬はさまざまな副作用があります。抗コリン作用として喉の渇き（多飲による水中毒の原因になる）、便秘、排尿困難・尿閉、抗アドレナリン作用による立ちくらみ（起立性低血圧）、抗ヒスタミン作用による傾眠、肥満などがあります。また、一部の薬剤は耐糖能異常を引き起こすため、糖尿病の場合は使用できません。心電図検査でのQT延長といった循環器系の副作用も知られています。

薬物療法

抗うつ薬
[こううつやく]

適応されるケース うつ病 P.92／不安症 P.105

効果が出る前に副作用が出ることもあり、副作用の把握が重要

　現在の主流は、新規抗うつ薬と呼ばれる選択的セロトニン再取り込み阻害薬（SSRI）、セロトニン・ノルアドレナリン再取り込み阻害薬（SNRI）、ノルアドレナリン作動性・特異的セロトニン作動性抗うつ薬（NaSSA）です。抗うつ薬のセロトニン作用はうつ病に対する効果だけではなく、パニック障害など不安症の治療にも効果があります。古くから使用されてきた三環系・四環系抗うつ薬は、副作用が強いために使われなくなってきています。

　本書では、細かく分類せずに副作用を説明しますが、とてつもなく大雑把に言うと、抗精神病薬のドーパミン遮断作用を差し引いて（ドーパミン遮断作用が起こる薬もあるため注意が必要ですが）、セロトニン作用など抗うつ薬に特徴的な副作用を足したものが三環系・四環系抗うつ薬の副作用です。特によくみられる副作用としては、飲みはじめの吐き気、眠気、だるさがあります。抗うつ薬は効果発現が遅く、1～2週間程度で効果が出てきます。効果が出ていないのに副作用が先に起こることもあり、きちんとした作用・副作用の説明が必要になります。

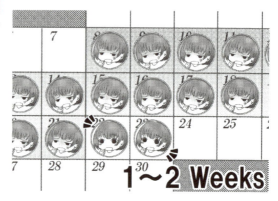

気分安定薬
[きぶんあんていやく]

適応されるケース 躁うつ病 P.95

致命的な中毒症状があるため
定期的な血中濃度の確認が重要

　気分安定薬は躁うつ病の治療薬です。代表的なものに、リチウム、バルプロ酸ナトリウム、カルバマゼピン、ラモトリギンがあります。気分安定薬は、有効血中濃度と中毒濃度が近く、定期的に採血をして血中濃度が中毒濃度域に達していないかを測定する必要があります。

　中毒症状は、リチウムでは腎不全（重症だと透析になる）、バルプロ酸ナトリウムでは劇症肝炎、カルバマゼピンやラモトリギンでは皮膚粘膜眼症候群（Stevens-Johnson症候群）などの重篤な薬疹を起こします。きちんとした管理が行われていればめったに起こらない副作用ですが、いずれも悪化すると致死的な副作用であるため、注意が必要です。

　中毒濃度を一瞬たりとも超えてはいけないわけではありませんが、中毒濃度である時間が長いほど、また中毒濃度を大きく超えるほど危険になります。

　気分安定薬は催奇形性が強いものが多いのも特徴です。妊娠を希望する女性の場合は産婦人科医と連携を行い、気分安定薬の中止が母親への多大なリスクにならないものである限り、ほかの薬剤に変更することや投与を中止するなどが望まれます。

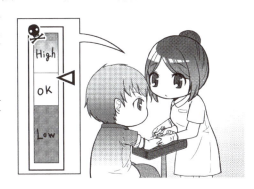

抗不安薬、睡眠薬
[こうふあんやく、すいみんやく]

薬物療法

適応されるケース 多くの精神疾患に適応される

ベンゾジアゼピン系薬剤の作用の特徴により
抗不安薬、睡眠薬を使い分ける

　抗不安薬および睡眠薬のほとんどは、ベンゾジアゼピン系薬剤と呼ばれるものです。ベンゾジアゼピン系薬剤はたくさん種類があり、特に抗不安作用が強いものが抗不安薬として、睡眠作用が強いものが睡眠薬として使われます。そのため、抗不安薬でも多少睡眠作用があり、睡眠薬でも多少抗不安作用があります。

　ベンゾジアゼピン系薬剤には抗てんかん作用もあり、ジアゼパムが代表的です。

　かつては強力な睡眠作用をもつバルビツール酸系睡眠薬が使われることもありましたが、強い依存性と呼吸停止など重篤な副作用のため、現在はほとんど使われていません。最近では、メラトニン受容体やオレキシン受容体に作用する新しい睡眠薬が出てきており、副作用も依存性も少ない薬剤として使われることが多くなってきています。

　ベンゾジアゼピン系薬剤の副作用としては、眠気、ふらつき（転倒、筋力低下）、記憶障害があります。そのため、高齢者には慎重な投与が必要です。精神依存も身体依存も引き起こすため、高用量を長期間服用することは推奨されていません。

　「睡眠薬はクセになる」といわれるおもな原因は、精神依存が起こると、また身体依存が形成されると薬剤の急な中止で離脱症状（禁断症状）が出ることです。医師との相談のうえ、ゆっくりとやめていくことで、多くの離脱症状は防ぐことが可能です。

COLUMN 1
精神科の薬はクセになるといわれる理由

　精神科の薬はクセになるといわれますが、一部の薬は精神依存と身体依存が形成されます。
　特にベンゾジアゼピン系睡眠薬や抗不安薬（俗に安定剤と呼ばれる）は、精神依存と身体依存が顕著です。これらの薬剤を長期間飲んでしまうと、ずっとほしくなったり、やめると反動で寝られなくなったり、で減量するのが大変です。有名なものにはサイレース®やデパス®などがあります。
　近年、多くの精神科医はできる限り依存性の高い薬剤の処方を減らすようになってきています。一方で、最新の精神科の情報が行き届きにくい精神科以外の医師のなかには、依存性のことをあまり知らない方もいるため、さらなる薬物依存の啓発が必要です。
　精神依存はなくても身体依存が起こる薬としては抗うつ薬が代表的ですが、身体依存は抗精神病薬や気分安定薬などでも出る場合があります。調子がよくなったので自身の判断で薬を一気にやめてしまった患者さんが青ざめた表情で受診されたことがあり、「もうこりごり」とおっしゃっていたのが記憶に残っています。
　自分の飲んでいる薬がどんな薬かわからなかったら、精神科の薬は急にやめたら離脱症状が出るから主治医と相談してゆっくり減らさないといけない、と思っておいてもらえば間違いないです。

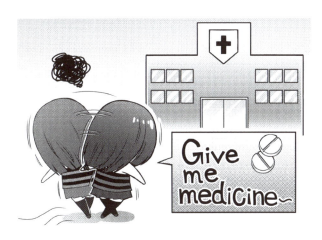

電気けいれん療法

　電気けいれん療法は、頭に電気を流すことで精神症状が改善する治療法です。現時点ではいまだにはっきりとした治療のメカニズムがわかっていません。歴史的には、作為的に低血糖を引き起こして精神症状を治療していたインスリンショック療法など、さまざまなショック療法のうちで実際に安全性が高く、方法が確立されていったのが電気けいれん療法になります。報道ではたまに「電気ショック」と表現されますが、報道用語であり、実際に医療現場で使われることはありません。

　電気けいれん療法は、薬物療法でも改善がなかった難治性のうつ病、躁うつ病、統合失調症の治療に用いられることが典型的です。

　おもな副作用としては頭痛、電気けいれん療法前後の記憶障害があります。

　昔は全身のけいれんから骨折が起こっていました。現在は、全身麻酔を用いて筋弛緩剤を使用するという、無けいれん電気けいれん療法（修正型電気けいれん療法）が行われており、より安全に治療することができるようになりました。麻酔科医の協力が必要なため、総合病院で行われることがほとんどです。術前の絶食などの管理も必要なため、電気けいれん療法の多くが入院治療で行われています。

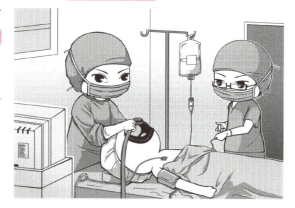

入院・強制入院

　精神科の治療は、診療所やクリニック、病院などの通院治療以外に、入院での治療を行うことがあります。多くの（平成26［2014］年で53.4%[★]）治療は、本人の意思での入院である任意入院です。

　一方で、精神疾患であるという自覚がなく、医療が必要であるにもかかわらず医療を拒否する人もいます。そういう場合のために、精神保健及び精神障害者福祉に関する法律（精神保健福祉法）で強制入院が定められています。家族などの同意をもって強制入院を行う医療保護入院や、自分を傷つけたり他人を傷つける可能性が高く緊急の入院が必要である場合に、2名以上の精神保健指定医（法的に強制入院の診察を任せられている精神科医）に、行政（都道府県知事など）の判断で強制入院を行う措置入院などがあります。夜間などで2名の精神保健指定医の確保ができない場合は、緊急措置入院という形の入院になる場合があります。

　医療保護入院は家族が病院に連れてくる流れになり、措置入院は警察などが行政を介して精神科医に受診を要請する形となります。近年、精神科疾患に対する救急体制も充実してきており、web検索で「精神科救急　○○県」と各都道府県の名を入れて検索すると、ほとんどの地域で精神科救急医療の相談先がわかります。

★厚生労働省社会・援護局 障害保健福祉部精神・障害保健課調べ。

COLUMN 2

心理検査の種類

　心理検査は、診断の補助や重症度の判定に利用されます。わが国では大きく3種類に心理検査を分類しています。

①発達および知能検査

　おもに知能指数（IQ）など知的機能をみるもので、田中・ビネー知能検査やウェクスラー式知能検査（16歳以上の成人用のWAIS、16歳以下の児童用のWISCがあります。16歳はどちらでもできます）などがあります。

②人格検査

　性格傾向をみるもので、エゴグラムやバウムテスト、ミネソタ多面的人格目録（MMPI）、インクの染みが何に見えるかというロールシャッハ・テストなどがあります。

　MMPIやエゴグラムなどの質問紙法は、「はい・いいえ・どちらでもない」といったものを選択させるので、検査する側としては評価が簡単ですが、被検者は真実と違う答えを言うこともできます。例えば、「困っている人がいたら助けますか」という質問に対して「助けないって答えたら人としてダメな気がするので、助けないけれども"はい"と答えよう」といった具合です。

　ロールシャッハテストなどの投影法は、前述のような嘘をつきにくい検査である一方で（インクの染みがウサギに見えるからどういった人格であるか、などは被検者には想像しがたいでしょう）、検査する側としては分析が難しく、評価が検者の技量によって一定ではない可能性がある難易度の高い検査といえます。

③認知機能検査や
　その他の心理検査

　認知機能やうつ状態などの重症度のほか、さまざまな状態をみるもので、うつ状態の重症度の検査のハミルトンうつ病症状評価尺度（HAM-D）、アルツハイマー病評価尺度（ADAS-cog）、作業能力をみる内田クレペリン精神検査、小児自閉症評定尺度（CARS）などがあります。

　認知症の検査で有名な改訂 長谷川式簡易知能評価スケール（HDS-R）は、行っても患者さんから検査費をもらうことは認められていませんが、ハミルトンうつ病症状評価尺度（HAM-D）は検査費がかかります*。

☆

　検査道具が必要なこともあるため、すべての病院ですべての検査ができるわけではありませんので、臨床心理士にどのような機能を測定したいのか相談しつつ、検査を決定する場合もあります。

* 平成30年度診療報酬改定で、HDS-Rは診療報酬算定の対象となっている。

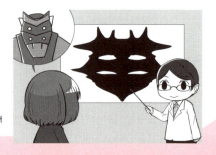

参考文献

1. 岸本年史,高橋茂樹編著：STEP 精神科 第2版.海馬書房,東京, 2008.
2. 野村総一郎,樋口輝彦監修,尾崎紀夫,朝田隆,村井俊哉編：標準精神医学 第6版.医学書院,東京, 2015.
3. 大熊輝雄原著,「現代臨床精神医学」第12版改訂委員会編：現代臨床精神医学 第12版.金原出版,東京, 2013.
4. 加藤進昌,神庭重信,笠井清登編著：TEXT 精神医学 第4版.南山堂,東京, 2012.
5. 日本精神神経学会日本語版用語監修,高橋三郎,大野裕監訳,染矢俊幸,神庭重信,尾崎紀夫 他 訳：DSM-5 精神疾患の分類と診断の手引.医学書院,東京, 2014.
6. 融道男,中根允文,小見山実 他 監訳：ICD-10 精神および行動の障害 臨床記述と診断ガイドライン 新訂版.医学書院,東京, 2005.
7. 井上令一監修,四宮滋子,田宮聡監訳：カプラン臨床精神医学テキスト DSM-5® 診断基準の臨床への展開.メディカル・サイエンス・インターナショナル,東京, 2016.
8. Yang M,Coid J,Tyrer P：Personality pathology recorded by severity:national survey.The British Journal of Psychiatry2010；197（3）:193-199.
9. 松本俊彦,針間克己,東優子 他：LGBT を正しく理解し,適切に対応するために.精神科治療学2016;31(8).

あとがき

　精神医学は奥が深いです。
　本書を読まれた皆様は、さらなる専門書にチャレンジし、知識を深めていってもらえたらと思います。
　皆様と一緒にこれからも、精神疾患に悩める人を助けていけますよう、願っております。

西井重超

謝辞

奈良県立医科大学教授　岸本年史先生
奈良県立医科大学教授　飯田順三先生
医局、同門会の先生方

産業医科大学名誉教授　中村 純先生
産業医科大学教授　吉村 玲児先生
医局、同門会の先生方

大阪市立大学教授　井上幸紀先生
パナソニック健康保険組合　伊藤正人先生
　　　　　　　　　　　　　小林麻美先生

日本看護学校協議会会長　池西静江先生
関西学研医療福祉学院看護学科、田北看護専門学校、白鳳短期大学総合人間学科看護学専攻、奈良県立五條病院附属看護専門学校、旧奈良県立奈良病院附属看護専門学校、西日本看護専門学校、遠賀中央看護助産学校、北九州市戸畑看護専門学校、産業医科大学看護学科、北九州市立看護専門学校、大和高田市立看護専門学校、九州医療スポーツ専門学校看護学科　各看護学校の先生方

プレゼンの方法を教えてくださった日本パーソナルブランド協会　立石 剛様
話し方を教えてくださったコトハナセミナー木下通之様、インストラクターの皆様
出版に関するたくさんの知識を教えてくださったエリエス・ブック・コンサルティング土井英司様
出版について共に学んだ同期、先輩、後輩の皆様

漫画・イラストを教えてくださったササカマトトモ様、イラストを描いてくれた更科零様

本の制作に根気強くかかわってくださった照林社の吉本 文様、照林社の皆様

三木誠治様、クリニックスタッフの皆様、各先生方

西井重雄様、西井美代子様、ほか家族の皆様、妻、子どもたち

　　書ききれないくらいのたくさんの人に日々支えられ、
　　この本が完成しました。本当にありがとうございました。

索引

あ
アカシジア……144
悪性症候群……145
亜昏迷……66
アルコール依存症……116
アルコール使用障害……116
アルツハイマー型認知症……101

い・う
意識の障害……76
異食……71
一次妄想……34
意欲・行動の障害……63
医療保護入院……151
陰性症状……98
迂遠……26
うつ病……92

か
解離性障害……107
過食……71
カタレプシー……68
過眠症……118
環境調整……134
関係妄想……44
感情失禁……59
感情の障害……56
観念奔逸……21

き
記憶の障害……81
器質性精神障害……130
気分安定薬……147
気分倒錯……61
強迫観念……29

強迫行為……29
強迫症……106
拒食……71
拒絶……67
急性ジストニア……144
緊急措置入院……151
緊張病……67

け
血管性認知症……101
血統妄想……43
幻覚……14
衒奇症……68
健康づくりのための睡眠指針2014（睡眠12箇条）……120
健康妄想……43
幻視……16
幻聴……15
見当識障害……83
健忘……82

こ
抗うつ薬……146
抗精神病薬……143
考想化声……25
抗不安薬……148
合理的配慮……134
誇大妄想……42
昏睡……76
昏迷……66

さ
罪業妄想……41
作為思考……30
作為体験……54

作話	84
させられ体験	54
錯覚	13

し

自我意識の障害	53
思考化声	25
思考干渉	30
思考察知	30
思考吹入	31
思考制止	23
思考奪取	30
思考伝播	32
思考途絶	24
思考の障害	20
自殺	70
支持的精神療法	136
自傷行為	70
失語	88
失行	88
嫉妬妄想	48
失認	88
支配観念	28
自閉	64
自閉スペクトラム症	110
社交不安症	106
宗教妄想	43
集団精神療法	139
症状精神病	130
常同症	67
心気妄想	39
神経性過食症	123
神経性やせ症	122
神経発達症	110
心身症	107
身体症状症	107

心的外傷後ストレス障害	106
心理教育	140
心理検査	152

す

錐体外路症状	143
睡眠障害	118
睡眠薬	148

せ

精神分析療法	137
精神療法	135
性目標・対象の異常	72
性欲亢進・減退	72
摂食障害	122
全般性不安症	106
せん妄	77

そ

躁うつ病	95
双極性障害	95
操作	69
巣症状	87
措置入院	151

た

体感幻覚	17
滞続言語	27
多幸	58

ち

知覚	12
知覚の障害	12
チック症	115
知的能力障害	80
知的発達症	80
知能の障害	79
遅発性ジスキネジア	144
注意欠如多動症	111
注察妄想	45

つ・て・と
追跡妄想　47
適応障害　109
てんかん　131
転換性障害　107
電気けいれん療法　150
統合失調症　98

に
二次妄想　34
任意入院　151
認知行動療法　138
認知症　101

は
パーソナリティ障害　125
発達障害　110
パニック症　106
反響症状　67

ひ
被害妄想　44
ひきこもり　64
微小妄想　38
被毒妄想　46
憑依妄想　49
貧困妄想　40

ふ・ほ
不安　57
不安症／不安障害　105
物理的被害妄想　50
不眠症　118
保続　27

む・め
無為　65
夢中遊行症　119
命令自動　67

滅裂思考　22

も
妄想　33
妄想気分　35
妄想知覚　36
妄想着想　37

や・よ
薬物療法　141
陽性症状　98

り
離人症　55
両価性　60

れ・ろ
レビー小体型認知症　101
レム睡眠行動障害　119
連合弛緩　22
ろう屈症　68

略語
ADHD
(atention-deficit hyperactivity disorder)
　111

ASD
(autism spectrum disorder)
　110

DSM
(diagnostic and statistical manual of mental disorders)　97

ICD
(international classification of diseases)
　97

LGBT
(lesbian , gay , bisexual , transgender)
　132

PTSD
(posttraumatic stress disorder)
　106

西井重超
Shigeki Nishii
はたらく人・学生のメンタルクリニック 院長

日本精神神経学会専門医・指導医。兵庫医科大学卒業後、奈良県立医科大学病院精神科に臨床医として勤務。その後、産業医科大学精神医学教室へ移り、在籍中に助教・教育医長を歴任。現在、平日の日中は大阪にて大手企業の産業医として働きながら、夜間・土日に「はたらく人・学生のメンタルクリニック」の院長を務める。専門は職場のメンタルヘルス、成人期ADHD。

日本精神神経学会専門医を育成する立場の、精神科指導医を取得。教育者として、これまで看護学科を中心に医学部も含め業界トップクラスの年間最多8校の精神医学講師を担当。現在も医師国家試験全国模擬試験問題・看護師国家試験模擬問題の作成を手がける。教員の指導も行っており、これまでに1,000人以上に指導を行ってきた。全国の学校団体、日本看護学校協議会、大学、保健所、消費者協会、障害者職業センター、職業支援センターで講演に招かれ、北海道から沖縄までの受講生が参加する。

精神疾患にかかわる人が最初に読む本
（せいしんしっかん）（ひと）（さいしょ）（よ）（ほん）

2018年11月3日 第1版第1刷発行	著　者	西井　重超（にしい しげき）
2024年7月10日 第1版第10刷発行	発行者	有賀　洋文
	発行所	株式会社 照林社
		〒112-0002
		東京都文京区小石川2丁目3-23
		電　話　03-3815-4921（編集）
		03-5689-7377（営業）
		https://www.shorinsha.co.jp/
	印刷所	大日本印刷株式会社

- 本書に掲載された著作物（記事・写真・イラスト等）の翻訳・複写・転載・データベースへの取り込み、および送信に関する許諾権は、照林社が保有します。
- 本書の無断複写は、著作権法上の例外を除き禁じられています。本書を複写される場合は、事前に許諾を受けてください。また、本書をスキャンしてPDF化するなどの電子化は、私的使用に限り著作権法上認められていますが、代行業者等の第三者による電子データ化および書籍化は、いかなる場合も認められていません。
- 万一、落丁・乱丁などの不良品がございましたら、「制作部」あてにお送りください。送料小社負担にて良品とお取り替えいたします（制作部 ☎0120-87-1174）。

検印省略（定価はカバーに表示してあります）
ISBN978-4-7965-2448-3
©Shigeki Nishii/2018/Printed in Japan